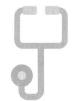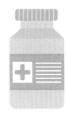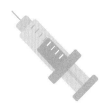

Diseases & Pharmacotherapy

病気と薬物療法
消化器疾患

厚田 幸一郎 [監修]

伊東 明彦・前田 定秋・山元 俊憲 [共編]

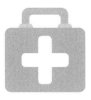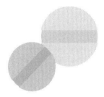
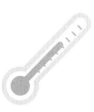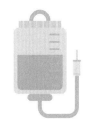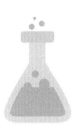

Ohmsha

「病気と薬物療法　消化器疾患」
監修者・編者・執筆者一覧

監修者　厚田　幸一郎（北里大学薬学部）
編　者　伊東　明彦（明治薬科大学薬学部）
　　　　前田　定秋（摂南大学薬学部）
　　　　山元　俊憲（昭和大学名誉教授）
執筆者　伊東　明彦（明治薬科大学薬学部）
　　　　大野　恵子（明治薬科大学薬学部）
　　　　小林　靖奈（新潟薬科大学薬学部）
　　　　渡邊　徹（昭和大学薬学部）

本書を発行するにあたって，内容に誤りのないようできる限りの注意を払いましたが，本書の内容を適用した結果生じたこと，また，適用できなかった結果について，著者，出版社とも一切の責任を負いませんのでご了承ください．

本書は，「著作権法」によって，著作権等の権利が保護されている著作物です．本書の複製権・翻訳権・上映権・譲渡権・公衆送信権（送信可能化権を含む）は著作権者が保有しています．本書の全部または一部につき，無断で転載，複写複製，電子的装置への入力等をされると，著作権等の権利侵害となる場合があります．また，代行業者等の第三者によるスキャンやデジタル化は，たとえ個人や家庭内での利用であっても著作権法上認められておりませんので，ご注意ください．

本書の無断複写は，著作権法上の制限事項を除き，禁じられています．本書の複写複製を希望される場合は，そのつど事前に下記へ連絡して許諾を得てください．

（社）出版者著作権管理機構
（電話 03-3513-6969, FAX 03-3513-6979, e-mail: info@jcopy.or.jp）

JCOPY ＜（社）出版者著作権管理機構　委託出版物＞

監修のことば

　1988年に薬剤管理指導料（当初の名称は入院技術基本料：いわゆる100点業務）が導入され，病院薬剤師による入院患者への服薬指導に診療報酬が付与された．さらに，1992年には，調剤報酬に薬剤服用歴管理料が導入され，医薬分業が大きく推進されるようになった．それからおよそ四半世紀を経た2012年には，全病棟に専任の薬剤師を配置することを条件に病棟薬剤業務実施加算が導入され，さらに，2016年には，特定集中治療室などへの専任薬剤師の配置に対して病棟薬剤業務実施加算2が，また，薬局では，「かかりつけ薬剤師制度」が導入されることとなった．

　この25年間で薬剤師業務は，調剤中心から患者や医療スタッフと向き合うスタイルへと変革した．これにより「薬剤師として求められるもの」は，医療人としての高い資質をもち，臨床能力を活用してチーム医療の現場で医師，看護師などと協力し合うことができ，また地域医療において薬の安全・適正使用に責任をもって対処できる資質へと変容した．

　一方，薬剤師養成のための薬学教育は6年制へ移行されて，10年以上が経過する．その間，コアカリキュラム内容の見直しが検討され，2015年度に「薬学教育モデル・新コアカリキュラム」が施行された．

　本書は薬学教育モデル・新コアカリキュラムの「薬剤師として求められる基本的な資質」として挙げられた10項目のうち，「薬物療法における実践的能力」の資質を身につけるための成書として，薬学生および病院・薬局薬剤師にわかりやすくかつ質の高い内容を提供することを目的として企画された．本書の特徴を箇条書きにした．

①関連する疾患ごとの巻構成としている．
②各巻で扱う疾患は「薬学教育モデル・新コアカリキュラム」に準拠している．
③各疾患の解説の流れは「学習のポイント」⇒「概要」⇒「臨床症状」⇒「診断」⇒「治療薬」⇒「治療法」⇒「薬物療法」⇒「服薬指導」としている．
④「治療法」の解説のなかで，「処方例」や「処方解説（評価のポイント）」という項目を設け，臨床的内容を厚くしている．
⑤見開きページの右端に，書き込みができるようなサイドノートを設けている．

　多忙な薬剤師業務・教育・研究の合間を縫ってご編集・ご執筆いただいた方々に心より御礼を申し上げたい．また，本書の発行にあたり，ご協力いただいたオーム社をはじめ関係の方々に，心より御礼を申し上げる．

　医療現場と薬学教育，両者が緊密に連携をとり，乖離せずに同じ方向性を見つめ，将来にわたって社会の要請にこたえることのできる薬剤師を輩出，育成していくことを祈念している．

2017年2月

厚田　幸一郎

目次

胃腸疾患 編

Chapter 1	胃食道逆流症	（大野恵子）	2
Chapter 2	消化性潰瘍	（大野恵子）	9
Chapter 3	胃炎	（大野恵子）	17
Chapter 4	炎症性腸疾患	（小林靖奈）	22
	4.1 潰瘍性大腸炎		22
	4.2 クローン病		33
Chapter 5	機能性消化管障害	（小林靖奈）	39
	5.1 過敏性腸症候群		39
Chapter 6	便秘	（伊東明彦）	45
Chapter 7	下痢	（伊東明彦）	52
Chapter 8	悪心・嘔吐	（伊東明彦）	60
Chapter 9	痔	（伊東明彦）	67
Chapter 10	胃腸関連感染症	（伊東明彦・大野恵子）	74
	10.1 急性虫垂炎		74
	10.2 ヘリコバクター・ピロリ感染症		78
	10.3 病原性大腸菌感染症		83
	10.4 食中毒		87
	10.5 細菌性赤痢		90
	10.6 コレラ		93
	10.7 腸チフス，パラチフス		96
	10.8 偽膜性大腸炎		99

肝・胆・膵疾患 編

Chapter 1	ウイルス性肝炎	（伊東明彦）	104
	1.1　A型肝炎		105
	1.2　B型肝炎		107
	1.3　C型肝炎		117
Chapter 2	肝硬変	（伊東明彦）	131
Chapter 3	薬剤性肝障害	（伊東明彦）	141
Chapter 4	自己免疫性肝炎	（伊東明彦）	147
Chapter 5	非アルコール性脂肪性肝炎	（伊東明彦）	153
Chapter 6	胆石症	（渡邊徹）	158
Chapter 7	膵炎	（伊東明彦）	165
	7.1　急性膵炎		165
	7.2　慢性膵炎		172
Chapter 8	胆道関連感染症	（伊東明彦）	179
	8.1　急性胆道炎（急性胆管炎，急性胆嚢炎）		179

参考文献一覧 187
索引 190

本書の構成ガイド

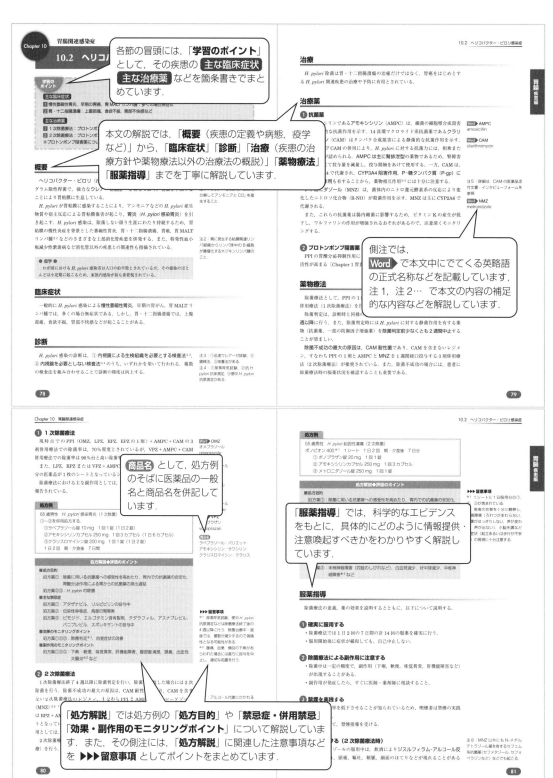

胃腸疾患編

Chapter 1 胃食道逆流症

学習のポイント

主な臨床症状
1. 2大定型的症状：胸やけ，呑酸
2. 非定型的症状：非心臓性胸痛，慢性咳嗽，咽喉頭違和感，咽頭痛，ぜん息，睡眠障害など

主な治療薬
1. プロトンポンプ阻害薬
   1) 非競合型　〈オメプラゾール，ランソプラゾール，ラベプラゾール，エソメプラゾール〉
   2) K^+競合型　〈ボノプラザン〉

概要

胃食道逆流症（gastroesophageal reflux disease：GERD）は，胃食道逆流により引き起こされる**食道粘膜障害**と煩わしい症状のいずれか，または両者を引き起こす疾患である．GERDは食道粘膜障害を有する**びらん性GERD**[注1]と症状のみを認める**非びらん性GERD**に分類される．

GERDは，**下部食道括約部（LES）圧の低下**によって，主な障害因子である胃酸が食道へ逆流することによって生じる．その最大の要因は，一過性LES弛緩（暴飲暴食，高脂肪食，薬剤性）であり，その他，噴門機能を超える腹圧上昇（肥満，妊娠，便秘による腹圧上昇，腹圧を高める衣服，骨粗鬆症による脊椎後弯症（亀背），食後すぐに横になるなど），食道裂孔ヘルニア[注2]があり，LES不全を生じて**胃食道逆流症**の原因となる．

GERDの予後はおおむね良好である．しかし，治癒しても薬物治療を中止すると，再燃する症例が多くみられるため，長期間の治療が必要になることが多い．また，長期にわたりGERDが持続すると，**バレット（Barrett）食道**[注3]となり，腺癌発生のリスクが高まる．

注1：逆流性食道炎とも呼ばれる．

Word ▶ LES
lower esophageal sphincter

注2：胃の一部が食道裂孔から横隔膜より上方へ脱出した状態

注3：バレット粘膜（胃から連続性に食道に伸びる円柱上皮で腸上皮化性の有無を問わない）の存在する食道（食道がん取扱い規約第10版）

● 疫学 ●
近年，日本人におけるびらん性GERD（逆流性食道炎）の有病率は増加しており，10％程度と推定されている．また，逆流性食道炎は高齢者（特に女性）に多い．

臨床症状

定型的症状は，**胸やけ**[注4]，**呑酸**[注5]などである．また，非心臓性胸痛，慢性咳嗽，咽喉頭違和感，咽頭痛，ぜん息，睡眠障害などの食道外症状を有する場合もある．

注4：胸骨の後ろに感じる灼熱感
注5：胃酸の逆流により，喉や口内に酸味や苦みを感じる．

診断

 定型的症状と上部消化管内視鏡検査所見（発赤や白濁，びらん，潰瘍，出血などの粘膜傷害）によって診断される．補助的な診断法として，24時間食道 pH モニタリング，PPI テストなどがある（表1）．

表1 GERD の補助的診断法

診断法	特　長
24時間食道 pH モニタリング	胃食道逆流の有無，程度，頻度を評価することができる．病態の把握に有用
PPI テスト	短期的に通常の倍量の PPI を使用して，症状消失の有無で治療的診断を行うもの

Word ▶ PPI
プロトンポンプ阻害薬
proton pump inhibitor

 鑑別が必要な疾患としては，食道癌，Mallory-Weiss 症候群，狭心症などがある．また，近年，医薬品（ビスホスホネート製剤，カリウム製剤など）が食道に停滞し粘膜傷害を生じることによる食道炎が増加傾向にあるので，注意が必要である．

 GERD の重症度は，内視鏡検査で観察される食道粘膜傷害の程度により評価され，表2に示す改訂ロサンゼルス分類[注6]が汎用される．

注6：一般に grade A/B は軽症，Grade C/D は重症とされる．しかし，内視鏡的重症度と自覚的重症度が一致しない症例もあるので，注意する．

表2 逆流性食道炎の重症度分類（改訂ロサンゼルス分類）

重症度分類	定　義
Grade N	内視鏡的に変化を認めないもの
Grade M	色調が変化しているもの
Grade A	長径が5mm を越えない粘膜傷害で粘膜ひだに限局されるもの
Grade B	少なくとも1か所の粘膜傷害が5mm 以上あり，それぞれ別の粘膜ひだ上に存在する粘膜障害が互いに連続していないもの
Grade C	少なくとも1か所の粘膜傷害が2条以上のひだに連続して広がっているが，全周性でないもの
Grade D	全周性の粘膜傷害

治療

 GERD における主な治療目的は，症状のコントロールと QOL の改善に加え，合併症の予防であり，生活習慣の改善が基本となる．

 また，GERD 増悪の原因となる医薬品を可能な限り変更し，対症療法・合併症の予防として酸分泌抑制薬による薬物療法を行う．長期にわたる酸分泌抑制薬の投与が必要な場合には，手術を考慮する．

❶ 生活習慣の改善

 食事面では，一過性 LES 弛緩の原因となる過度の飲酒や喫煙，高脂肪食，暴飲暴食，早食い，チョコレート，炭酸飲料などを控える．

生活面では，肥満，前屈みの姿勢，腹部に力が入る運動，腹部を締め付けすぎる服装など**腹圧上昇を回避**することが重要である．また，眠前2時間前には食事を済ませる，食後すぐに横にならない，就寝時には上半身を挙上するなどして胃酸の逆流を防ぐ工夫をすることも有用である．

❷ GERD 増悪の原因となる医薬品の変更

LES 圧を低下させる医薬品（カルシウム拮抗薬，亜硝酸薬，プロゲステロン製剤，テオフィリン，抗コリン薬，β受容体作動薬，ペチジンなど）が知られている．これらの医薬品は，GERD 増悪の原因となるので，可能な限り他の医薬品へ変更することが望ましい．

治療薬

GERD の薬物治療における第一選択薬は，PPI である．

❶ プロトンポンプ阻害薬（PPI）

PPI は，胃粘膜壁細胞の H^+, K^+-ATPase（プロトンポンプ）を阻害し，胃酸分泌を抑制する．

（1）非競合型と K^+ 競合型

非競合型 PPI（オメプラゾール，ランソプラゾール，ラベプラゾール，エソメプラゾール）は，壁細胞内の分泌細管内で，酸性条件下において活性体へ変換され，プロトンポンプの SH 基と不可逆的に結合し，強力かつ持続的にプロトンポンプを阻害する．一方，**K^+ 競合型**のボノプラザンは，酸による活性化は不要であり，カリウムイオン（K^+）に競合してプロトンポンプを強力かつ持続的に阻害する．また，非競合型 PPI は，酸に不安定なため，胃内で溶解せずに腸内で溶解して吸収される必要があるので，腸溶性製剤となっている．ボノプラザンは，塩基性が強く酸性環境下でも安定なため，長時間残存できる．

びらん性・非びらん性 GERD の初期治療において，PPI は H_2 受容体拮抗薬より症状改善，食道粘膜障害の治癒を速やかにもたらし，費用対効果にも優れている．

（2）体内動態学的特徴

PPI の特徴を表3に示す．PPI は作用持続時間が長いため，1日1回投与である．逆流性食道炎では初期投与として8週間，その後維持投与として半量投与，また非びらん性 GERD には通常4週間までの投与が承認されている．

PPI は肝代謝型である．PPI の主な代謝酵素を表3に示すが，ラベプラゾールは，非酵素的代謝が主であるため，CYP2C19 の関与は相対的に少ない．CYP2C19 には遺伝子多型が存在するため，酵素活性が遺伝子型により異なり，代謝活性の高い順に，homEM ＞ hetEM ＞ PM に分類される．ランソプラゾール投与によるびらん性 GERD の治癒率は PM と homEM との間に有意差が認められており，PPI によっては，治癒率に **CYP2C19 遺伝子多型**の影響を受

> **Word** ▶ homEM
> homozygous extensive metabolizer
> **Word** ▶ hetEM
> heterozygous extensive metabolizer
> **Word** ▶ PM
> poor metabolizer

表3 プロトンポンプ阻害薬の特徴

	医薬品	1回投与量 (mg)	T_{max} (hr)	$T_{1/2}$ (hr)	代謝酵素	尿中未変化体排泄率（%）	その他
非競合型	オメプラゾール	10～20	2.3	1.6～2.8	CYP2C19, CYP3A4	21 （代謝物）	腸溶錠，注射剤あり
	ランソプラゾール	15～30	2.2	1.37～1.44	CYP2C19, CYP3A4	14.3～23.0 （代謝物）	腸溶顆粒を含むカプセル剤，注射剤・OD錠あり
	ラベプラゾール	5～20	3.1～3.8	0.85～1.02	CYP2C19, CYP3A4	30（代謝物）	腸溶錠 左記のCYPの関与は小さい
	エソメプラゾール	10～20	2.5～2.75	1.05～1.08	CYP2C19, CYP3A4	<1	オメプラゾールのS体 腸溶顆粒を含む腸溶性カプセル剤
K^+競合型	ボノプラザン	10～20	1.5～1.75	6.85～6.95	主にCYP3A4	12	一部は，CYP2B6, CYP2C19, CYP2D6で代謝

T_{max}：最高血中濃度到達時間　$T_{1/2}$：半減期　OD錠：口腔内崩壊錠

ける．

（3）薬物相互作用

CYP2C19の弱い阻害作用のある**オメプラゾール，エソメプラゾール**では，薬物相互作用にも注意する．特にワルファリンやジアゼパムはCYP2C19の代謝を受けるため，これらの薬物の作用が増強されるおそれがある．一方，主に**CYP3A4で代謝されるボノプラザンは，CYP3A4阻害薬**（クラリスロマイシンなど）との併用時に注意する．

また，PPIの**強力な酸分泌抑制作用**により，併用薬物の吸収を促進または抑制することがある．アタザナビルやリルピビリンは，PPIによって，それらの溶解性が低下し，作用が減弱するおそれがあるため，併用禁忌である．また，ラベプラゾールはアルミニウム（Al）やマグネシウム（Mg）を含む制酸薬によって，吸収が低下することがあるため，併用時には，服用時間をずらすなどの工夫が必要である．

（4）副作用

PPIでは，下痢，腹痛，めまい，頭痛，発疹，女性化乳房，高ガストリン血症などが知られている．長期投与時には，重大な副作用の一つである**汎血球減少症の初期症状**[注7]を十分に注意する．一般に，PPIによる維持療法の安全性は高いが，海外において，PPI治療による**骨粗鬆症**にともなって股関節，手関節，脊椎骨折のリスクが増加すると報告されており，特に，高用量および長期間（1年以上）の治療患者では，そのリスクが高いため，注意深くモニタリングする．

注7：発熱などの感冒様症状，内出血・出血しやすい，めまい，動悸，倦怠感など

❷ H₂受容体拮抗薬

〔Chapter 2 消化性潰瘍（p.12）参照〕

薬物療法

薬物治療としては，酸分泌抑制薬が有効であり，PPIが第一選択となる．初期治療後に，症状の有無や改善度を評価する．維持療法ではPPIの半量投与を原則とする．また，PPIによる薬物治療で十分な効果が得られない場合には，就寝時のH_2受容体拮抗薬などの追加投与が有効な場合もある．GERD治療のフローチャートを図1に示す．

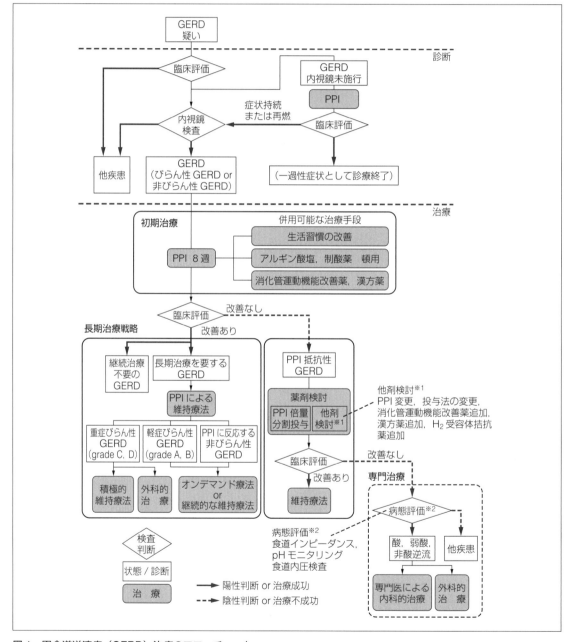

図1 胃食道逆流症（GERD）治療のフローチャート
＜出典：日本消化器病学会 編，胃食道逆流症（GERD）診療ガイドライン2015（改訂第2版），p.xvii，南江堂＞

❶ 初期治療としての薬物療法

第一選択薬であるPPIを原則8週間投与する．その他の選択肢としては，GERDの一時的な症状改善に効果がある**制酸薬**や**アルギン酸塩**の頓用や，PPIとの併用により症状改善効果が得られる**消化管運動機能改善薬**や**漢方薬**などとの併用療法がある．

処方例

70歳女性，逆流性食道炎（重症）
ランソプラゾール口腔内崩壊錠　30 mg　1回1錠（1日1錠）1日1回　朝食後
8週間まで

商品名
ランソプラゾール：タケプロン

処方解説◆評価のポイント

■処方目的
　胃酸分泌を抑制し，定型的症状（胸やけ，呑酸）を改善
■主な禁忌症
　アタザナビル，リルピビリンを投与中
■効果のモニタリングポイント
　定型的症状（胸やけ，呑酸）の改善
■副作用のモニタリングポイント
　下痢，腹痛，めまい，頭痛など

❷ 維持期療法としての薬物療法

初期治療後には，効果などを評価する必要がある．症状の改善が認められた場合，重症びらん性GERDの長期管理では，積極的に維持療法を行う．PPIによる維持療法は最も効果が高く，費用対効果にも優れている．また，軽症びらん性GERDや非びらん性GERDの長期管理には，**オンデマンド療法**[注8]が行われる．

一方，PPI（常用量）の1日1回投与にもかかわらず食道粘膜傷害が治癒しない，もしくは症状を強く訴える場合には，PPIの倍量または1日2回投与が行われる．また，PPIの種類の変更やモサプリド・六君子湯・H_2受容体拮抗薬（就寝時）のいずれかを追加投与する場合もある．

注8：いったん症状が消失したのちに，胸やけなどの症状が再発した場合には内服を再開し，症状が消失すれば服薬を終了するものであり，患者が必要に応じて服薬する治療法である．

処方例

70歳女性，逆流性食道炎（重症）　維持療法
ランソプラゾール口腔内崩壊錠 15 mg　1回1錠（1日1錠）　1日1回　朝食後

商品名
ランソプラゾール：タケプロン

処方解説◆評価のポイント

■処方目的
　胃酸分泌を抑制し，再発・再燃を防止
■主な禁忌症
　アタザナビル，リルピビリンを投与中
■効果のモニタリングポイント
　定型的症状（胸やけ，呑酸）などの再燃
■副作用のモニタリングポイント
　下痢，腹痛，めまい，頭痛，骨量の低下[※1]など

▶▶▶ 留意事項

※1　海外で，PPI治療により骨粗鬆症にともなう股関節・手関節・脊椎骨折のリスクが増加することが報告されている．高齢者では，PPI服用の有無に関わらず骨折のリスクが高いため，必要に応じて骨量を測定する．

服薬指導

❶ 生活習慣を改善する

- 過度の飲酒や喫煙，高脂肪食，暴飲暴食，早食い，チョコレート，炭酸飲料などを控える．
- 生活面では，肥満，腹部を締め付けすぎる服装など腹圧上昇を回避する．
- 就寝2時間前には食事を済ませる，食後にすぐ横にならな，就寝時には上半身を挙上すなど胃酸の逆流を防ぐ．

❷ 薬に関する注意点

- 自覚症状がなくなっても，食道の炎症は治癒していない場合があり，胃食道逆流症は再発しやすい疾患であるため，自己判断で服用を中止しない．
- PPIの服用により，下痢，腹痛，めまい，頭痛，発疹，女性化乳房などの副作用が起こることがあるため，注意する．発熱などの感冒様症状，内出血・出血しやすい，めまい，動悸，倦怠感などが起きた場合には，医師・薬剤師に相談すること．

Chapter 2 消化性潰瘍

学習のポイント

主な臨床症状

1. 自覚症状：上腹部痛（心窩部痛），悪心・嘔吐，胸やけ，呑酸，上腹部膨満感，食欲不振，体重減少など
   ※時に無症状のこともある
2. 他覚症状：上腹部に圧痛，便潜血反応（陽性）

主な治療薬

1. 酸分泌抑制薬
   1) プロトンポンプ阻害薬〔Chapter 1 胃食道逆流症（p.2）参照〕
   2) H₂ 受容体拮抗薬〈シメチジン，ラニチジン，ファモチジン，ロキサチジン，ニザチジン，ラフチジン〉
   3) 選択的ムスカリン受容体拮抗薬〈ピレンゼピン〉
   4) 抗ガストリン薬〈プログルミド〉
   5) 制酸薬〈酸化マグネシウム，乾燥水酸化アルミニウムゲル，合成ケイ酸アルミニウム，炭酸水素ナトリウムなど〉
2. 粘膜防御因子増強薬
   1) 粘膜抵抗増強薬〈スクラルファート，ポラプレジンク，アズレン，エグアレン，アルジオキサ，ゲファルナート，エカベト，アルギン酸など〉
   2) 粘液産生・分泌促進薬〈テプレノン，レバミピド〉
   3) プロスタグランジン製剤〈ミソプロストール〉
   4) 胃粘膜微小循環改善薬〈セトラキサート，ソファルコン，トロキシピド，ベネキサートなど〉
3. *H. pylori* 除菌薬〔Chapter 10.2 ヘリコバクター・ピロリ感染症（p.78）参照〕

概要

胃酸やペプシンの消化作用によって，胃や十二指腸に組織欠損を生じたものを総称して**消化性潰瘍**（peptic ulcer）という．図1に示すように，粘膜下層より深部に達する組織欠損を潰瘍，粘膜層内にとどまるものを**びらん**という．組織欠損が深いほど，重症である．

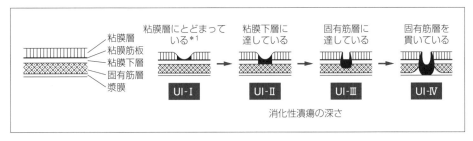

図1　胃潰瘍の病理組織学的分類

消化性潰瘍は，胃酸，ペプシンなどの**粘膜攻撃因子**と粘液，粘膜血流，プロスタグランジン，重炭酸バリアなどの**粘膜防御因子**とのバランスの破綻によるバランス説（Shay & Sun，1963年）で理解されてきた．現在では，そのバランスを乱す二大要因は**ヘリコバクター・ピロリ**（*H. pylori*）感染，非ステロイド性抗炎症薬（NSAIDs）とされている．消化性潰瘍の予後は，合併症（消化

Word *H. pylori*
Helicobacter pylori

Word NSAIDs
non-steroidal anti-inflammatory drugs

管出血，狭窄，穿孔など）が起こらない限り，極めて良好であるが，一般に再発を繰り返しながら慢性に経過する．

❶ *H. pylori* 感染

H. pylori はグラム陰性のらせん状桿菌で，強力な**ウレアーゼ活性**を有し，胃粘膜に生息する．主に乳幼児期に感染し，除菌しない限り，感染は生涯持続する．*H. pylori* に感染すると，*H. pylori* が産生するウレアーゼと胃中の尿素から発生するアンモニアなどによって直接胃の粘膜が傷つけられたり，生体防御反応である免疫反応により胃・十二指腸の粘膜に炎症が起こる．

❷ NSAIDs 潰瘍

NSAIDs の鎮痛・抗炎症作用は，シクロオキシゲナーゼ（COX）阻害を介したプロスタグランジン（PG）の産生を抑制することによるものである．COX には COX-1 と COX-2 の 2 種類のアイソザイムが存在する．COX-2 は，炎症性刺激に誘導され，疼痛，発熱，炎症を引き起こす PG の産生に関与し，COX-1 は胃粘膜に恒常的に存在し，胃粘膜防御機構の維持に重要な役割を果たす PG を産生する．COX 非選択性 NSAIDs は，胃粘膜における PG 産生の減少などにより粘膜抵抗性を減弱させ，粘膜傷害を促進する．

Word ▶ COX
cyclooxygenase
Word ▶ PG
prostaglandin

● 疫学 ●
わが国における消化性潰瘍の生涯罹患率は 10〜15％と極めて頻度の高い疾患である．*H. pylori* が原因で発症する消化性潰瘍は全体の約 60〜70％とされている．

臨床症状

自覚症状では，**上腹部痛（心窩部痛）**が最も多くみられ，胃潰瘍では**食後**（60〜90分），十二指腸潰瘍では**空腹時**に起こることが多い．ほかに悪心・嘔吐，胸やけ，呑酸，上腹部膨満感，食欲不振，体重減少など多様である．ときに消化管出血や**穿孔**，狭窄のような合併症が起こるまでまったく無症状のこともあるため，特に NSAIDs 服用者では注意を要する．潰瘍からの出血[注1]にともない吐血（コーヒー残渣様），下血（黒色のタール便）がみられることがある．主な他覚所見は圧痛で，多くは心窩部に認められる．

注1：血液はヘモグロビンが胃酸により，ヘマチン化され黒褐色となるが，出血量が多いと新鮮血となることもある．

診断

❶ 診断基準

心窩部痛，悪心・嘔吐などの症状から胃潰瘍，十二指腸潰瘍の存在を疑われた場合，バリウムによる X 線造影検査や上部消化管内視鏡検査を行う．X 線造影検査では，ニッシェ[注2]を認めるが，確定診断は内視鏡検査により行う．

図2に示すように，消化性潰瘍は，①**活動期**（active stage：A_1, A_2），②**治癒期**（healing stage：H_1, H_2），③**瘢痕期**（scarring stage：S_1, S_2）に分類さ

注2：組織欠損の部分に造影剤が貯留して潰瘍の形態を示す陰影

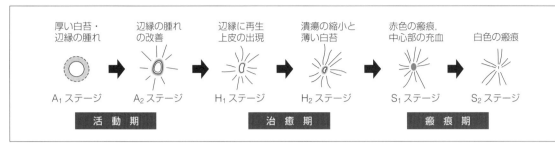

図2 内視鏡で見たときの胃潰瘍のステージ分類

診断と同時に，消化性潰瘍の原因も明らかにする必要がある．*H. pylori* 感染の診断は，①内視鏡による生検組織を必要とする検査法，②内視鏡を必要としない検査法のいずれかを用いて行う（表1）．

表1 *H. pylori* 感染の診断の検査法

内視鏡の有無	検査法
内視鏡による生検組織を必要とする	迅速ウレアーゼ試験 鏡検法 培養法
内視鏡を必要としない	尿素呼気試験 抗 *H. pylori* 抗体測定 便中 *H. pylori* 抗原測定

2 鑑別基準，薬剤性との鑑別

上腹部痛をきたす疾患（慢性膵炎，胆石症，虫垂炎，膵臓癌など）との鑑別が必要であり，胃潰瘍では，胃癌，リンパ腫などの悪性腫瘍との鑑別が重要となる．

NSAIDs のほかにも消化性潰瘍を発症あるいは増悪させることが知られている医薬品を表2に示す．

表2 消化性潰瘍を発症あるいは増悪させる可能性のある医薬品

作用機序	医薬品
薬物自体による粘膜傷害	・テトラサイクリン，ドキシサイクリン，鉄剤，ビスホスホネート製剤，カリウム製剤，抗癌剤（フルオロウラシルなど）
PG 合成阻害	・アスピリン，NSAIDs（ロキソプロフェン，ジクロフェナクなど）
血小板凝集抑制	・チクロピジン，クロピドグレル
その他	・副腎皮質ステロイド薬，シクロスポリン，ドパミン作動薬（ペルゴリドなど），ロサルタン，テオフィリンなど

治療

まず，合併症（出血，穿孔，狭窄）がある場合には，内視鏡的治療および外科手術が適応され，通常の潰瘍治療を行う．

通常の潰瘍治療では，病因に即した治療を行う．すなわち，***H. pylori* 起因性潰瘍**では除菌療法，**NSAIDs 潰瘍**では原因薬の中止，プロトンポンプ阻害薬（PPI）や PG 製剤の投与が治療の基本となる．

生活習慣の改善としては，喫煙は潰瘍治癒を阻害し，潰瘍の再発を促進し，潰瘍合併症の可能性を増加することが知られているので，喫煙者には**禁煙**を勧める．また，食事制限（禁酒を含む）の役割は非常に低く，カフェイン含有飲

Word▶ PPI
proton pump inhibitor

料も過度でなければ問題ない.

治療薬

現在,わが国で使用されている主な消化性潰瘍治療薬を表3に示す.

表3 主な消化性潰瘍治療薬

分類				医薬品
攻撃因子抑制薬	酸分泌抑制薬	PPI	非競合型	オメプラゾール,ランソプラゾール,ラベプラゾール,エソメプラゾール
			K$^+$競合型	ボノプラザン
		H$_2$受容体拮抗薬		シメチジン,ラニチジン,ファモチジン,ロキサチジン,ニザチジン,ラフチジン
		選択的ムスカリン受容体拮抗薬		ピレンゼピン
		抗ガストリン薬		プログルミド
	制酸薬			酸化マグネシウム,乾燥水酸化アルミニウムゲル,合成ケイ酸アルミニウム,炭酸水素ナトリウムなど
粘膜防御因子増強薬	粘膜抵抗増強薬			スクラルファート,ポラプレジンク,アズレン,エグアレン,アルジオキサ,ゲファルナート,エカベト,アルギン酸など
	PG製剤			ミソプロストール
	粘液産生・分泌促進薬			テプレノン,レバミピド
	胃粘膜微小循環改善薬			セトラキサート,ソファルコン,トロキシピド,ベネキサートなど
H. pylori 除菌薬	1次除菌			PPI 1剤+アモキシシリン+クラリスロマイシン
	2次除菌			PPI 1剤+アモキシシリン+メトロニダゾール

❶ プロトンポンプ阻害薬

標準的には,1日1回投与で,十二指腸潰瘍では,最長6週間,胃潰瘍では,最長8週間投与できる.〔Chapter 1 胃食道逆流症(p.4)参照〕

❷ H$_2$受容体拮抗薬

胃粘膜壁細胞のヒスタミンH$_2$受容体[注3]を選択的に遮断し,持続的な胃酸分泌抑制作用を示し,酸性度を低下させる.H$_2$受容体拮抗薬間では,潰瘍治癒率に大きな差はない.H$_2$受容体拮抗薬の薬物動態学的な特徴を表4に示す.

ラフチジン以外のH$_2$受容体拮抗薬は,主に腎排泄型薬物であり,クレアチニンクリアランスの低下した患者では,減量が必要である.**シメチジンは種々のCYP分子種を阻害するため,フェニトイン,ワルファリン,テオフィリンなどとの併用には注意する.**

H$_2$受容体拮抗薬の一般的な副作用には下痢,便秘,精神錯乱,頭痛,めまい,眠気,皮疹などがある.また,**シメチジンは抗男性ホルモン作用を有するため,**まれに女性化乳房や性欲減退を生じることがある.

注3:ヒスタミンによってH$_2$受容体が刺激されると,胃酸の分泌が促進され,胃内部の酸性度が高まる.

表4 H₂受容体拮抗薬の特徴

医薬品	用法・用量（経口）	T_{max} (hr)	$T_{1/2}$ (hr)	代謝酵素	尿中未変化体排泄率（%）	特徴
シメチジン	1回800mg　1日1回就寝前， 1回400mg　1日2回朝食後・就寝前	1.9	2.7	CYP3A4, CYP2D6	59.8	・注射剤あり ・CYP阻害作用，抗アンドロゲン作用がある
ラニチジン	1回150mg　1日2回朝食後・就寝前， 1回300mg　1日1回就寝前	2.04〜2.44	2.29〜2.66	CYP1A2, CYP2D6, CYP3A4, CYP3A5	46.3〜48.9	・注射剤あり ・CYP阻害作用がわずかにある
ファモチジン	1回20mg　1日2回朝食後・夕食後または就寝前， 1回40mg　1日1回就寝前	2.2〜2.8	2.63〜3.05	—	21〜49	・注射剤，OD錠あり
ロキサチジン	1回75mg　1日2回朝食後・夕食後または就寝前， 1回150mg　1日1回就寝前	2.13〜2.88	5.01〜5.03	—	55	・注射剤あり ・持続性徐放製剤
ニザチジン	1回150mg　1日2回朝食後・就寝前， 1回300mg　1日1回就寝前	1.08〜1.25	1.22〜1.58	—	62.8〜64.9	
ラフチジン	1回10mg　1日2回朝食後・夕食後または就寝前	0.8	3.30	CYP3A4, CYP2D6	10.9	・肝代謝

T_{max}：最高血中濃度到達時間　$T_{1/2}$：半減期　OD錠：口腔内崩壊錠

❸ 選択的ムスカリン受容体拮抗薬

ピレンゼピンは選択的に胃に存在するムスカリンM_1受容体に結合し，心臓，唾液腺，眼，膀胱などに存在するM_2およびM_3受容体に対する遮断作用が弱いため，全身的抗コリン作用（心拍数の増加，口渇，目のかすみ，排尿困難など）は比較的少ない．しかし，前立腺肥大症や緑内障の患者には慎重に投与する．また，投与中は眼の調節障害などが起こることがあるので，自動車の運転など危険をともなう機械の操作は注意を要する．

❹ 抗ガストリン薬

ガストリンは胃幽門洞から分泌され，胃酸分泌・胃運動を亢進させる．プログルミドはガストリン受容体を遮断することにより，胃酸分泌を抑制する．

❺ 制酸薬

分泌された酸をアルカリで化学的に中和する．潰瘍の痛みに対する効果は速やかに発現するが，持続時間は2時間程度と短い．また，吸収性のアルカリである炭酸水素ナトリウムは長期間使用すると，代謝性アルカローシスを起こすため，対症療法（症状の緩和）に使用されることが多い．アルミニウムを含む乾燥水酸アルミニウムゲルなどは透析治療を受けている患者には投与禁忌である[注4]．

相互作用として，アルミニウムやマグネシウム含有製剤は，ニューキノロン

注4：脳症，腎症，アルミニウム脳症，アルミニウム腎症を起こすリスクがあるため．

系抗菌薬やビスホスホネート製剤などと消化管内でキレート化合物を形成し，それらの薬物の吸収を低下させ効果を減弱させるので，併用注意である．また，炭酸水素ナトリウムは，大量の牛乳やカルシウム（Ca）製剤との併用により，ミルク-アルカリ症候群[注5]が起こることがあるので注意する．副作用としては，アルミニウム含有製剤では便秘，マグネシウム含有製剤では下痢を生じやすい．

注5：代謝性アルカローシスが持続することにより，尿細管でのカルシウム再吸収が増加する．これにより，高Ca血症，高窒素血症，アルカローシスなどが起こる．

⑥ 防御因子増強薬

粘膜抵抗増強薬，粘液産生・分泌促進薬，胃粘膜微小循環改善薬など，さまざまな機序に基づく薬物がある．重篤な副作用はなく，比較的安全な薬物である．

(1) スクラルファート

スクラルファートは単剤でH_2受容体拮抗薬と同等の潰瘍治癒効果が確認されている．スクラルファートは，活動性潰瘍部位に付着し，ペプシン・胃酸などの攻撃因子から潰瘍組織を保護する．アルミニウム含有製剤なので，透析治療を受けている患者には投与禁忌である．副作用には，便秘や口渇，悪心，発疹などがある．ニューキノロン系抗菌薬とキレート化合物を形成するので，制酸薬と同様に併用注意である．

(2) プロスタグランジン（PG）製剤

胃粘膜では，恒常的にPGが産生され，粘膜防御作用を発揮している．長期にわたりNSAIDsを使用しているNSAIDs潰瘍患者に対して，消化管粘膜に枯渇した内因性PGを補充する目的でミソプロストール[注6]が処方される．ミソプロストールには子宮収縮作用があり，流産を起こしたとの報告があるので，妊婦または妊娠している可能性のある婦人には禁忌である．注意すべき副作用には，下痢などがある．

注6：PGE_1誘導体であり，1日4回投与する．

⑦ ヘリコバクター・ピロリ除菌薬

抗菌薬，プロトンポンプ阻害薬などが用いられる．〔Chapter 2 ヘリコバクター・ピロリ感染症（p.79），Chapter 1 胃食道逆流症（p.4）参照〕

薬物療法

消化性潰瘍の治療フローチャートを図3に示す．

❶ 出血などの合併症がある患者

出血などの合併症がある消化性潰瘍では，まず循環血液量減少性ショックの治療をしたうえで，内視鏡的治療により止血を行い，止血成功後は通常の潰瘍治療を行う．内視鏡的に止血できなかった場合や消化管穿孔・狭窄の合併症がある場合には，手術適応となる．

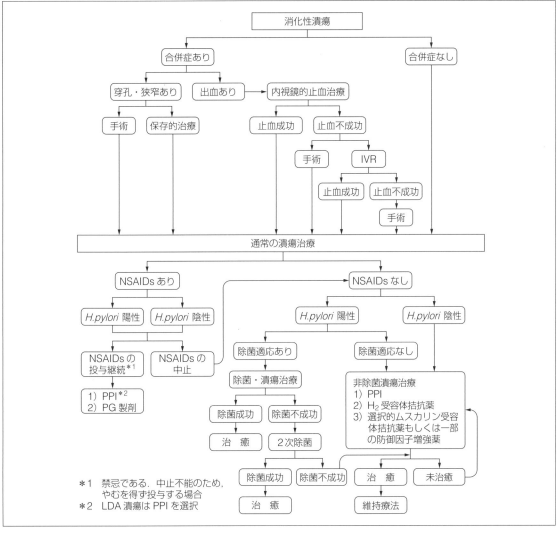

図3 消化性潰瘍の治療フローチャート
<出典：日本消化器病学会 編，消化性潰瘍診療ガイドライン2015（改訂第2版），p.xvii，南江堂>

❷ NSAIDs 潰瘍がある患者

NSAIDs（アスピリンを含む）による胃粘膜防御機構の減弱が原因なので，次のように対応する．

(1) NSAIDs 中止が可能な場合

NSAIDs（アスピリンを含む）を中止し，消化性潰瘍治療薬の投与が推奨される．

(2) NSAIDs 中止が不可能な場合

慢性疾患の治療に使用されているために，NSAIDs（アスピリンを含む）の中止が不可能であれば，強力な酸分泌抑制作用を有するPPI，あるいはCOX-1阻害で減少した胃粘膜PGを補うためにミソプロストールの併用投与が推奨される．また，アスピリン以外のNSAIDsであれば，胃粘膜傷害の少ないCOX-2選択的阻害薬（セレコキシブなど）に変更することも一案である．

処方例

32歳女性　NSAIDs潰瘍（関節リウマチのため，ジクロフェナク錠を服用中）
ミソプロストール錠200μg　1回1錠（1日4錠）　1日4回　朝昼夕食後・就寝前

商品名
ジクロフェナク：ボルタレン
ミソプロストール：サイトテック

処方解説◆評価のポイント

■ 処方目的
　ジクロフェナク錠の長期投与により減少した胃粘膜のPGの補充
■ 主な禁忌症
　妊婦または妊娠している可能性のある婦人
■ 効果のモニタリングポイント
　自覚症状（上腹部痛など）の緩和・改善
■ 副作用のモニタリングポイント
　下痢[※1]，軟便，腹痛，腹部膨満感など．

▶▶▶ 留意事項
[※1] 投与量依存的に発現するので，症状が持続する場合には，減量・中止する．また，Mg含有制酸剤や緩下薬と併用しないよう，患者にも注意する．

❸ *H. pylori* 起因性潰瘍がある患者

H. pylori 起因性潰瘍では，*H. pylori* 除菌治療により**潰瘍が治癒**し，さらに**潰瘍の再発や胃癌を含めた *H. pylori* 起因性疾患を予防**できる．したがって，積極的に除菌治療を行うことが強く勧められる〔Chapter 10.2 ヘリコバクター・ピロリ感染症（p.79）参照〕．

1次除菌療法，2次除菌療法については，Chapter 10.2 ヘリコバクター・ピロリ感染症（p.80）参照．

❹ 非除菌潰瘍治療

H. pylori に感染していない場合，除菌療法の適応がない場合[注7]，2次除菌不成功の場合には，非除菌潰瘍治療が適応となる．PPI，H_2受容体拮抗薬，選択的ムスカリン受容体拮抗薬もしくは一部の防御因子増強薬による抗潰瘍治療を行う．

注7：アモキシシリン，クラリスロマイシンなどにアレルギーがある場合などが該当する．

服薬指導

❶ 消化性潰瘍に対する薬物療法実施時

- 服用開始後に症状が緩和しても，自己判断で服用を中止しない．症状が再燃することがある．
- 喫煙は消化性潰瘍の発症の危険因子であり，潰瘍の治癒を妨げ，再発率を上昇させることが知られているため，喫煙者は禁煙の実践が望ましい．必要に応じて，禁煙指導を受ける．

❷ 除菌療法の実施時

〔Chapter 10.2 ヘリコバクター・ピロリ感染症（p.81）参照〕．

Chapter 3 胃炎

> **学習のポイント**
>
> **主な臨床症状**
> 1 急性胃炎：急激に発症する上腹部不快感，悪心・嘔吐，上腹部痛や吐血・下血
> 2 慢性胃炎
>   1) *H. pylori* 感染胃炎；特異的な症状は少ない．
>   2) 機能性ディスペプシア；胃もたれや上腹部痛，腹部不快感など
>
> **主な治療薬**
> 1 急性胃炎
>   1) 酸分泌抑制薬
>   2) 防御因子増強薬
>   〔Chapter 2 消化性潰瘍（p.9）参照〕
> 2 慢性胃炎
>   1) *H. pylori* 感染胃炎：*H. pylori* 除菌薬〔Chapter 10.2 ヘリコバクター・ピロリ感染症（p.78）参照〕
>   2) 機能性ディスペプシア
>   ・酸分泌抑制薬（プロトンポンプ阻害薬，H_2 受容体拮抗薬など）
>   ・消化管機能改善薬〈アコチアミドなど〉

概要

❶ 急性胃炎

急性胃炎（acute gastritis）は，外因性あるいは内因性により惹起された胃粘膜の急性炎症性疾患であり，胃粘膜を中心とした異常所見を認める病態を急性粘膜病変（AGML）と総称する．胃粘膜には発赤，浮腫，びらんなどの変化がみられる．

Word▶AGML
Acute gastric mucosal lesion

成因としては，ストレス，薬物（副腎皮質ステロイド薬，非ステロイド性抗炎症薬（NSAIDs），腐食性薬剤など），感染（ヘリコバクター・ピロリ（*H. pylori*），アニサキスなど），食事（アルコール，香辛料など），医原性（放射線照射など）などがある．比較的短期間で治癒するが，重篤な基礎疾患を合併し，大量出血を呈する場合には，予後不良となることもある．

Word▶NSAIDs
non-steroidal anti-inflammatory drugs

Word▶*H. pylori*
Helicobacter pylori

❷ 慢性胃炎

慢性胃炎（chronic gastritis）の概念や治療は，近年大きく変化しつつある．これまでの保険病名としての慢性胃炎は，*H. pylori* 感染胃炎，機能性ディスペプシア（functional dyspepsia：FD）に大別される．

(1) *H. pylori* 感染胃炎

H. pylori 感染症[注1]に起因するものであり，胃粘膜の炎症は長時間をかけて高度の萎縮性胃炎へと進展する．胃炎そのものとしての予後は悪くない．

注1：生涯にわたり持続することが多く，萎縮性胃炎，胃・十二指腸潰瘍，胃癌などのさまざまな上部消化管疾患を併発する．

(2) 機能性ディスペプシア

症状の原因となる器質的，全身性，代謝性疾患がないにもかかわらず，慢性的に心窩部痛や胃もたれなどの心窩部を中心とする腹部症状を呈する疾患である．

FD[注2]の病態には，胃適応性弛緩障害，胃排出障害，内臓知覚過敏，*H. pylori* 感染，胃酸分泌，心的要因などが関与していると考えられている．FDではQOLの低下が問題となるが，現時点では生命予後を低下させるという報告はない．

注2：FDは，**機能性消化管障害**の1つでもある．本書では，Chapter 5 機能性消化管障害（p.39）で，過敏性腸症候群（IBS）のみを扱い，FDをChapter 3 胃炎にて扱っている．

● 疫学 ●
わが国における *H. pylori* 感染胃炎の患者は5,000万〜6,000万人と試算されており，FDの有病率は，健診受診者の約15%である．

臨床症状・検査

❶ 急性胃炎

急激に発症する**上腹部痛，悪心・嘔吐，吐血**などを認める．上部消化管内視鏡検査では，胃粘膜の発赤，浮腫，出血，びらんなどが認められる．

❷ 慢性胃炎

H. pylori 感染胃炎では，特異的な症状が少ない．一方，FDでは，胃もたれ，上腹部痛，腹部不快感などを認める．

診断

❶ 急性胃炎

速やかに上部消化管内視鏡検査を実施し，AGMLと診断される．心筋梗塞，急性膵炎，胆石疾患，虫垂炎などとの鑑別が重要である．

❷ 慢性胃炎

(1) *H. pylori* 感染胃炎

胃内視鏡検査により，慢性胃炎の所見があることを確認し，*H. pylori* 感染の有無は，内視鏡による生検組織を必要とする検査法[注3]と内視鏡を必要としない検査法[注4]のいずれかを用いて診断する．急性胃炎，癌などと鑑別する必要がある．

(2) 機能性ディスペプシア

内視鏡検査，胃X線造影検査，*H. pylori* 感染の検査，腹部超音波検査などを実施して，消化性潰瘍や胆石，膵炎などの器質性疾患を除外する必要がある．

注3：①迅速ウレアーゼ試験，②鏡検法，③培養法がある．
注4：①尿素呼気試験，②抗 *H. pylori* 抗体測定，③便中 *H. pylori* 抗原測定がある．

治療

❶ 急性胃炎

ストレスや薬物などの原因が明らかであれば，**原因の除去と安静（絶食）**が基本となり，必要に応じて**対症療法**を行う．吐血を認める場合には，全身状態と出血状態を把握し，必要に応じて輸液や内視鏡的治療を行い，止血確認後に

消化性潰瘍に準じて，薬物治療を開始する．

2 慢性胃炎

(1) *H. pylori* 感染胃炎

除菌療法を行う．*H. pylori* の除菌は胃炎の治癒だけではなく，胃癌をはじめとする *H. pylori* 関連疾患の予防に有用である〔Chapter 10.2 ヘリコバクター・ピロリ感染症（p.79）参照〕．

(2) 機能性ディスペプシア

器質的な病変や血液生化学検査上の異常を有さないことから，**患者が納得・満足しうる十分な症状改善が治療の主目標となり，対症療法が治療の基本となる**．FD 患者では，睡眠不足，不規則な食生活，偏った食事（高カロリー脂肪食など）など，生活習慣や食習慣が乱れていることがあるため，これらを改善することで症状が軽快する場合がある．

治療薬

1 急性胃炎

急性胃炎に使用される主な治療薬はプロトンポンプ阻害薬（PPI），H_2 受容体拮抗薬，選択的ムスカリン受容体拮抗薬，制酸薬である〔Chapter 1 胃食道逆流症（p.4），Chapter 2 消化性潰瘍（p.12）参照〕．

Word ▶ PPI
proton pump inhibitor

2 慢性胃炎

H. pylori 感染胃炎の治療薬は Chapter 10.2 ヘリコバクター・ピロリ感染症（p.79）参照．

FD の治療薬には，**酸分泌抑制薬，消化管運動機能改善薬**がある．

(1) 酸分泌抑制薬

PPI，H_2 受容体拮抗薬は，Chapter 1 胃食道逆流症（p.4），Chapter 2 消化性潰瘍（p.12）参照．

ガイドラインでは酸分泌抑制薬がエビデンスに基づいて推奨されているものの，現時点では，保険適応外である．

(2) 消化管運動機能改善薬

現時点で，FD における食後膨満感，上腹部膨満感，早期満腹感に対する適応があるのは**アコチアミド**のみである[注5]．

消化管運動は，神経伝達物質のアセチルコリン（ACh）が副交感神経を亢進させることで，活性化する．アコチアミドは，ACh 分解酵素であるアセチルコリンエステラーゼ（AChE）を阻害することにより，ACh の作用を増強し，副交感神経が刺激され，消化管運動を活発にする．

アコチアミドは **AChE 阻害薬**であり，ACh の作用を増強するので，抗コリン作用を有する薬物（ブチルスコポラミンなど），コリン賦活薬やコリンエステラーゼ阻害薬との併用時には注意する．

注5：現時点で，トリメブチン，メトクロプラミド，ドンペリドン，イトプリド，モサプリド，アコチアミドが使用可能ではある．

Word ▶ ACh
acetylcholine

Word ▶ AChE
アセチルコリンエステラーゼ
acetylcholinesterase

アコチアミドでは，重篤な副作用は認められてないが，下痢，腹痛，肝機能障害，発疹，血中プロラクチン増加，血中トリグリセリド増加などが知られている．

薬物療法

❶ 急性胃炎

消化性潰瘍に準じて，PPI（保険適応外），H_2 受容体拮抗薬，選択的ムスカリン受容体拮抗薬，一部の防御因子増強薬が用いられる〔Chapter 2 消化性潰瘍の非除菌潰瘍治療（p.16）参照〕．

❷ *H. pylori* 感染胃炎

詳しくは，消化性潰瘍の *H. pylori* 起因性潰瘍がある患者への薬物療法（p.16），ヘリコバクター・ピロリ感染症の薬物療法（p.79）参照．

H. pylori 感染胃炎には除菌療法が基本となるが，1次除菌・2次除菌のレジメンは，*H. pylori* 起因性潰瘍に対するものと同様である．*H. pylori* の除菌が

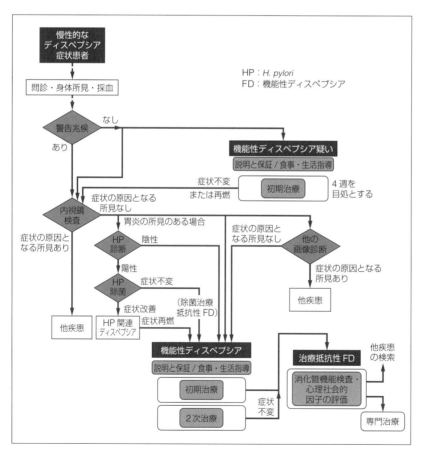

図1　機能性ディスペプシアの診断と治療フローチャート
＜出典：日本消化器病学会編，機能性消化管疾患診療ガイドライン 2014 ―機能性ディスペプシア（FD）―，p.xviii，南江堂，2014＞

成功することにより，胃炎が改善して，*H. pylori* 感染に併発する疾患の予防に結びつくことが期待される〔Chapter 10.2 ヘリコバクター・ピロリ感染症（p.79）参照〕．

❸ 機能性ディスペプシア

FD の診断と治療のフローチャートを図1に示す．初期治療では，酸分泌抑制薬や消化管運動機能改善薬，2次治療では，抗不安薬・抗うつ薬・漢方薬（六君子湯）を用いた治療を行う．

処方例

24 歳女性，機能性ディスペプシア
アコチアミド錠　100 mg　1回1錠　（1日3錠）1日3回　朝昼夕食前

商品名
アコチアミド：アコファイド

処方解説◆評価のポイント

■処方目的
　食後膨満感，上腹部膨満感，早期満腹感の改善目的
■主な禁忌症
　本剤の成分に対する過敏症
■効果のモニタリングポイント
　自覚症状（食後膨満感，上腹部膨満感，早期満腹感など）の改善
■副作用のモニタリングポイント
　下痢，腹痛，肝機能障害，乳汁漏出・月経異常（血中プロラクチン増加），血中トリグリセリド増加

服薬指導

❶ 急性胃炎

- 誘因の除去と安静（絶食）が大切である．
- 症状が改善しても，自己判断で服薬を中止しない．

❷ *H.pylori* 感染胃炎

〔Chapter 10.2 ヘリコバクター・ピロリ感染症（p.81）参照〕

❸ 機能性ディスペプシア

- 睡眠不足，不規則な食生活，偏った食事内容，暴飲暴食など生活習慣や食習慣を改善する．
- 食後膨満感，上腹部膨満感，早期満腹感などに対して，自己判断で OTC 薬を使用せずに，医師・薬剤師に相談すること．アコチアミドでは，抗コリン作用を有する薬物などとの併用により効果が減弱するおそれがある．

Chapter 4 炎症性腸疾患

4.1 潰瘍性大腸炎

> **学習のポイント**
>
> **主な臨床症状**
> 発熱,腹痛,下痢,粘血便,体重減少など
>
> **診断指標**
> 便培養検査,血液培養検査,内視鏡検査,注腸造影検査,病理学的所見から総合的に診断する.
>
> **主な治療薬**
> 1. 5-アミノサリチル酸製剤
>   〈サラゾスルファピリジン(SASP),メサラジン(5-ASA)〉
> 2. 副腎皮質ステロイド薬〈プレドニゾロン〉
> 3. 抗TNF-α抗体〈インフリキシマブ,アダリムマブ〉
> 4. 免疫抑制薬〈アザチオプリン,6-メルカプトプリン,シクロスポリン,タクロリムス〉

炎症性腸疾患(inflammatory bowel disease:IBD)は,再燃・寛解を繰り返す,あるいは,慢性的な腸管の炎症を引き起こす疾患の総称である.IBDは,潰瘍性大腸炎とクローン病の2つを指す.

概要

潰瘍性大腸炎(ulcerative colitis:UC)は,主として大腸粘膜にびらんや潰瘍を形成するびまん性炎症性疾患である.直腸から始まり,**連続性**に主に粘膜および粘膜下層が障害される.病状は再燃と緩解を繰り返し,腸管合併症(穿孔,大出血,中毒性巨大結腸症)や腸管外合併症(原発性硬化性胆管炎,関節痛,壊疽性膿皮症,結節性紅斑,アフタ性潰瘍,虹彩炎など)をともなうこともある.

典型的症状は,持続的な**粘血便**をともなう下痢[注1]や,腹痛,発熱などがある.病変部位は大腸全範囲に広がるもの(全大腸炎型)と左側結腸(左側大腸炎型)や直腸に限局的なもの(直腸炎型)がある.炎症の程度によって症状は異なる.また,長期の罹患は**大腸癌**のリスクが高まる.

潰瘍性大腸炎の成因としては,腸内細菌叢の乱れ,食生活やストレス,遺伝的要因の関与[注2]が指摘されているが,原因不明で未だ明らかではない.

注1:粘血便をともなわない下痢もある.

注2:例えば,ストレスや遺伝的な要因によって,腸粘膜の免疫系の調節機構が障害されて炎症が生じるといったことが起こる.

● 疫学 ●

若年者(10代後半から30代前半)に好発するが,小児や50歳以上にも見られる.発症年齢に男女差はない.近年,全国規模での罹患率や患者数に関する疫学調査は行われていないが,平成25年度の調査では,潰瘍性大腸炎の患者は,人口10万人当たり100人とされており,近年増加傾向にある.

なお,潰瘍性大腸炎は,難病に指定されている(指定難病97).

臨床症状・検査

❶ 症状

全身倦怠感，発熱，下痢，腹痛などの消化器症状に続き，血性下痢や粘血便が出現する．増悪すると，1日に10回以上の持続性反復性の粘血便が生じ，体重減少をともなう．

腸管外に現れる合併症としては，**口内炎・結節性紅斑・壊疽性膿皮症**などの皮膚症状，**関節炎・強直性脊椎炎**などの骨格系の合併症，**虹彩炎**などの眼合併症，**原発性硬化性胆管炎・脂肪肝・胆石症**などの胆肝系の合併症などがおこる．

❷ 検査所見

問診により潰瘍性大腸炎が疑われた場合は，**海外渡航歴や抗菌薬の服用歴を聴取する**とともに，**感染性腸炎との鑑別を行う**．

潰瘍性大腸炎では，①下部消化管内視鏡検査，②注腸検査，血液検査，病気組織検査にて，表1のような特徴的な結果が得られる．

表1　潰瘍性大腸炎の特徴的な検査所見

下部消化管内視鏡検査	連続するびまん性の炎症像（血管透見性の低下や消失など）を認める
注腸検査	半月ひだや**結腸膨起（ハウストラ）**の消失（これを鉛管像という）や腸管の狭小・短縮を認める
血液検査	白血球数増加，血小板数増加，赤沈亢進，CRPなどの炎症反応の上昇，総タンパクや血清アルブミン値の低下（低栄養状態による），鉄欠乏性貧血などが見られる
病理組織検査	粘膜固有層に瀰漫性の炎症細胞の浸潤，陰窩（いんか）膿瘍，杯（はい）細胞の減少などが見られる

診断

❶ 重症度分類，診断基準

初発の潰瘍性大腸炎では，**感染性腸炎との除外診断**[注3]が重要である．また，便細菌培養検査では偽陰性になることも少なくない．その他，除外すべき疾患は表2のとおり．疾患の程度や治療方針の決定には，重症度分類を用いた臨床的重症度判定基準が使用される（表3）．

注3：似ているものと区別するのが鑑別診断であり，何かほかの病気が隠れていないかを調べることを除外診断という．

表2　潰瘍性大腸炎と似た症状の主な疾患

疾患分類	似ている主な疾患
感染性腸炎	細菌性赤痢 アメーバ赤痢 サルモネラ胃腸炎 カンピロバクター腸炎 腸結核 クラミジア直腸炎
その他	クローン病 放射線照射性大腸炎 薬剤性大腸炎 虚血性大腸炎

表3　潰瘍性大腸炎の臨床的重症度分類

臨床所見	重症	中等症	軽症
①1日の排便回数	>6回	重症と軽症の間	<4回
②顕血便	(+++)		(+)〜(−)
③発熱	37.5℃以上		(−)
④頻脈	90/min		(−)
⑤貧血	Hb<10g/dL		(−)
⑥赤沈	>30mm/hr		正常

この中で，重症とは，①と②および③または④を満たし，6項目中4項目を満たすもの．軽症とは，6項目すべてを満たすものをいう．

また，臨床経過によって，**再燃寛解型，慢性持続型，急性劇症型・急性電撃型，初回発作型**の4つに分類される．

表4のaのほか，bから1項目およびcを満たし，ほかの疾患が除外されることで，潰瘍性大腸炎と確定診断される．

表4　潰瘍性大腸炎の確定診断項目

a	臨床的症状	持続的または反復性の粘血便，血便，あるいはその既往がある．
b	① 内視鏡検査	1）粘膜は瀰漫性に侵され，血管透視像は消失し，粗造または細顆粒状を呈する．さらに，もろくて易出血性（接触出血）をともなう．粘血膿性の分泌物が付着している． 2）多発性のびらん，潰瘍あるいは偽ポリポーシスを認める．
	② 注腸X線検査	1）粗造または細顆粒状の粘膜表面の瀰漫性変化 2）多発性のびらん，潰瘍 3）偽ポリポーシスを認める．その他，ハウストラの消失（鉛管像）や腸管の狭窄・短縮が認められる．
c	組織学的検査	活動期では粘膜全層に瀰漫性炎症性細胞浸潤，陰窩膿瘍，高度な杯細胞減少が認められる．いずれも非特異的所見であるため，総合的に判断する必要がある．寛解期では，腺の配列異常（蛇行・分岐），萎縮が残存する．このような症状は，一般には直腸から連続性に口側に見られる．

＜出典：潰瘍性大腸炎診断基準（案）2010年2月13日改訂，潰瘍性大腸炎・クローン病診断基準・治療指針（厚生労働科学研究費補助金，難治性疾患克服研究事業「難治性炎症性腸疾患障害に関する調査研究」班（渡辺班）平成22年度分担研究報告書　別冊（平成23年7月）．一部改変＞

❷ 予後

治療に抵抗性の疾患で，完治するケースは少ない．長期間経過した症例では，大腸癌（結腸・直腸癌）のリスクが増えるので，定期的な内視鏡検査を行うことが必須である．

治療

潰瘍性大腸炎の治療法としては，薬物療法，血球成分除去療法（顆粒球吸着療法，白血球除去療法），外科的療法などがある．まずは，薬物療法を考慮する．

治療薬

現在，潰瘍性大腸炎に使用されている医薬品について解説する．

❶ 5-アミノサリチル酸（5-ASA）製剤

(1) メサラジン（5-ASA）
メサラジンの主な作用機序として次の2つが考えられる．
① 炎症性細胞から放出される活性酸素を消去し，炎症の進展と組織の障害を抑制する
② LTB_4 の生合成を抑制し，炎症性細胞の組織への浸潤を抑制する

また，その他の作用機序として，抗リウマチ作用，活性酸素の消去，LTB_4 生合成の抑制，肥満細胞からのヒスタミン遊離抑制作用，血小板活性化因子

Word ▶ LT
ロイコトリエン
leukotriene

Word ▶ PAF
platelet activating factor

Word ▶ IL
interleukin

(PAF) の生合成抑制作用，インターロイキン 1-β（IL-1β）の産生抑制作用が一部関与していると考えられている．

(2) サラゾスルファピリジン（SASP）

サラゾスルファピリジンは，大腸に達し，腸内細菌によってメサラジン（5-ASA）とスルファピリジン（SP）に分解される．5-アミノサリチル酸が活性代謝物と考えられている．

❷ 副腎皮質ステロイド薬

副腎皮質ステロイド薬として，プレドニゾロン，ベタメタゾンが使用される．なお，副腎皮質ステロイド薬の長期投与によって，胃粘膜産生低下や肉芽形成不良となり，潰瘍が難治性となりやすい．また，感染症や精神障害などの副作用が出現することがある．

主な作用機序は①，②の通り．

① 細胞膜リン脂質からアラキドン酸への生成過程に関与するホスホリパーゼ A2（PLA_2）を阻害するタンパク質（リポコルチン）を合成し，炎症のメディエーターであるアラキドン酸代謝物（PG，TX，LT）の生成を抑制する．

② 好中球のプラスミノーゲン活性化因子産生を抑制して，フィブリン分解を抑制し，白血球の炎症部位への遊走を抑制する．

Word▶ PLA_2
phospholipase A_2

Word▶ PG
プロスタグランジン
prostaglandin

Word▶ TX
トロンボキサン
thromboxane

❸ 抗 TNF-α 抗体

インフリキシマブ，アダリムマブはクローン病や関節リウマチの病態形成に密接に関与している TNF-α の作用を阻害する．その機序は可溶性 TNF-α に結合して生物活性を中和するとともに，膜結合型 TNF-α 発現細胞を CDC（補体依存性細胞障害）あるいは ADCC（抗体依存性細胞媒介型細胞障害）により障害すること，ならびに受容体に結合した TNF-α を解離させることにより TNF-α の作用を阻害する．

なお，インフリキシマブはキメラ型モノクローナル抗体で，アダリムマブは完全ヒト型モノクローナル抗体である．

Word▶ CDC
complement dependent cytotoxity

Word▶ ADCC
antibody dependent cellular cytotoxity

❹ 免疫抑制薬

(1) 6-メルカプトプリン

細胞内に取り込まれた 6-メルカプトプリン（6-MP）は，チオイノシン酸から 6-チオグアニンヌクレオチド（6-TGN）に変換され DNA へ取り込まれて細胞障害作用を発揮すると考えられている．また，チオイノシン酸およびそのメチル化体は，5-ホスホリボシル-1-ピロリン酸（PRPP）から 5-ホスホリボシルアミンへの形成反応などプリンヌクレオチド合成に不可欠な反応を阻害する．

(2) アザチオプリン

アザチオプリンは代謝拮抗薬の 6-MP のプロドラッグであり，生体内で 6-

Word▶ MP
mercaptopurine

MPに分解され，核酸合成を阻害することにより免疫抑制作用をあらわす．

(3) シクロスポリン

シクロスポリンは，ヘルパーT細胞に選択的に作用し，インターロイキン-2（IL-2）などのサイトカイン産生を阻害することにより，強力な免疫抑制作用を示す．この産生阻害は，シクロスポリンがシクロフィリンと複合体を形成し，T細胞活性化のシグナル伝達において重要な役割を果たしているカルシニューリンに結合し，カルシニューリンの活性化を阻害することによる．これによって脱リン酸化による転写因子NFATの細胞質成分の核内移行が阻止され，IL-2に代表されるサイトカインの産生が抑制される．

Word ▶ NFAT
nuclear factor of activated T cell

薬物療法

潰瘍性大腸炎に対する薬物療法の目的は，炎症を抑え，症状を緩和し，寛解期を維持することである．薬物療法は，主として重症度や罹患範囲に応じて治療薬を選択し，寛解導入後も再燃を予防するため寛解維持療法を行う．

❶ 治療方針

治療の原則としては，患者の重症度や年齢，罹患範囲，QOLなどを考慮して治療を展開する．活動期には寛解導入療法を実施し，寛解導入後は寛解維持療法を長期間実施する．寛解導入療法と寛解維持療法については後述する．寛解の判定には，症状や内視鏡検査の結果を用いる．なお，潰瘍性大腸炎は，「直腸炎型」と「左側大腸炎型・全大腸炎型」に大別し，それぞれ寛解導入療法と寛解維持療法を行う．

潰瘍性大腸炎の活動期では，年齢により表5を考慮した上で，まず寛解導入療法から開始する．寛解導入療法にあたっては，症例を直腸炎型または左側大腸炎型・全大腸炎型に鑑別してから治療を展開する．

表5 年齢による治療選択などの留意点

年齢	留意点
小児	・短期間に全大腸炎型に進展する例や重症化しやすいなどの例が存在するなどの特徴がある ・小児特有の問題として，成長障害にも配慮した治療の選択を行う必要もある
高齢者	免疫抑制作用の強い薬剤の使用は，カリニ肺炎や日和見感染などの副作用を惹起し，致死的になるケースがある

❷ 直腸炎型の寛解導入療法

5-ASA製剤（SASPまたは5-ASA）による治療を行う．改善が認められなければ，製剤の変更（経口，坐剤，注腸）の変更や追加あるいは成分の異なる局所製剤への変更または追加を行う．5-ASA製剤の局所製剤としては，サラゾスルファピリジン坐剤，メサラジン注腸を使用する．

副腎皮質ステロイド薬を含む局所製剤としては，ベタメタゾン坐剤などを注

腸する．副腎皮質ステロイド薬を含む製剤は長期投与で副作用発現の可能性があるので，症状が改善すれば漸減中止することが望ましい．5-ASA製剤の経口製剤としては，メサラジン，サラゾスルファピリジンなどを使用する．

❸ 左側大腸炎型・全大腸炎型の寛解導入療法

　左側大腸炎型や全大腸炎型の潰瘍性大腸炎は，以下の6つの病型（①軽症，②中等症，③重症，④劇症型，⑤中毒性巨大結腸型，⑥難治例）に鑑別し，治療を展開する．

　なお，難治例については，寛解導入療法と寛解維持療法をまとめて，p.29にて解説する．

(1) 軽症

　メサラジン錠1日1.5～4.0gまたはサラゾスルファピリジン錠1日3～4gを経口投与する．メサラジン注腸1gを併用すると，治療効果の増強が期待できる．また，左側大腸（左側結腸）の炎症が強い症例には，副腎皮質ステロイド薬の注腸により有効な場合がある．2週間を目処に治療効果判定を行い，明らかな改善があれば引き続き同じ薬物治療を継続する．

(2) 中等症

　基本的に軽症に対する治療に準じて良い．しかし，炎症が強い場合は軽症に対する治療に加え，プレドニゾロン1日30～40mgの経口投与を行う．プレドニゾロンの減量にともなって増悪または再燃が起こり，離脱も困難な場合（ステロイド依存性），難治例のステロイド依存例の治療方針に従う．プレドニゾロンの経口投与による治療を1～2週間行っても効果が認められなかった場合は，原則入院させ，重症または難治例として扱い，それに添った治療を行う．

(3) 重症

　原則入院させ，全身状態の改善に対する治療を行う．入院後，早い時期よりプレドニゾロン1日40～80mgの点滴静注を行う．プレドニゾロン点滴静注加えて症状や状態に応じてメサラジン錠1日1.5～4.0gまたはサラゾスルファピリジン錠1日3～4gを併用する場合もある．これらの治療で明らかな効果が見られた場合には，プレドニゾロンを漸減し，2週間を目処に10mgまで，患者の病態に応じてプレドニゾロンを減量する．それ以降の治療は，中等症の治療に準じる．上記の治療を行って1～2週間で明らかな改善が見られない場合，難治例の治療方針に従う．

(4) 劇症型

　劇症型は，潰瘍性大腸炎の病状が急激に悪化し，生命予後に影響する場合があるため，外科医との密接な連携が必要で，緊急手術の適応を考慮しつつ，図1のアルゴリズムにしたがって治療を展開する．

　なお，劇症型は中毒性巨大結腸型や穿孔を起こしやすいので，腹部所見や腹部の観察を行う．

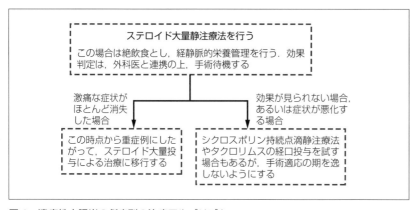

図1 潰瘍性大腸炎の劇症型の治療アルゴリズム

(5) 中毒性巨大結腸症

中毒性巨大結腸症とは，重篤な症状をともなう場合で，特に横行結腸や直腸の著名な拡大を起こした状態である．直ちに緊急手術を行うか，強力な治療を行い，著変しない場合は緊急手術を行う．

❹ 寛解維持療法

寛解導入期を過ぎたら**寛解維持療法**へと移行する．寛解維持療法では，5-ASA製剤（サラゾスルファピリジン，メサラジン）を中心に治療を行う．直腸炎型の寛解維持では，局所治療の単独あるいは併用も有用である．

処方例

直腸炎型の患者の寛解維持または寛解導入
経口剤（①，②）を単剤または併用する．また，症例によっては経口剤（①，②のどちらか）と局所剤（③，④のどちらか）を併用する場合もある．
①サラゾスルファピリジン錠500mg　2錠（1日2錠）　1日2回　朝夕食後
②メサラジン錠500mg　2錠（1日2錠）　1日2回　朝夕食後
③サラゾスルファピリジン坐剤500mg（1日1個）　1日1〜2回
④メサラジン坐剤1g/個（1日1g）　1日1回　就寝前[※1]

商品名
サラゾスルファピリジン：サラゾピリン，アザルフィジンEN
メサラジン：ペンタサ，アサコール，メサラジン

処方解説◆評価のポイント

■処方目的
　処方薬①②③④：アラキドン酸カスケードにおけるPGやLTの産生抑制にもとづく抗炎症作用，サイトカイン産生抑制作用による緩解維持と症状の緩和
■主な禁忌症
　処方薬①③：サルファ剤またはサリチル酸製剤に対し過敏症の既往歴，新生児，低出生体重児
　処方薬②④：重篤な腎障害，重篤な肝障害
■効果のモニタリングポイント
　処方薬①②③④：1日の排便回数，顕血便，発熱，頻脈，貧血，赤沈などの改善
■副作用のモニタリングポイント
　処方薬①②③④[※2]：頭痛，嘔気，皮疹などアレルギー症状
　処方薬①③：溶血，無顆粒球症，肝機能障害，精子数および精子運動性の可逆的な減少，TEN，SJS

▶▶▶留意事項
[※1] メサラジンの坐剤は，病型によらず直腸部の炎症性病変に対して有用である．直腸炎型の患者の寛解維持または寛解導入に使用し，潰瘍性大腸炎の第1選択である．5-ASA製剤は，経口または局所治療の単独療法または両者を組み合わせた併用療法を行う．
[※2] 重篤な腎障害や肝障害のある患者では，肝機能や腎機能検査が必要．

⑤ 寛解維持療法で効果がなかった場合（重症例）

より速やかな効果判定を行うことが望ましい．治療の選択肢としては，白血球除去療法，アザチオプリンなどの免疫抑制薬，タクロリムスなどのカルシニューリン阻害薬，抗 TNF-α 抗体のインフリキシマブなどがある．

重症例では副腎皮質ステロイド薬の静脈投与が適応となるが，入院管理下での治療となる．場合によっては，手術も考慮する．

処方例

サラゾスルファピリジンやメサラジンで効果不十分な中等症や重症例
　プレドニゾロン　1回30 mg〜40 mg（または1 mg/kg）　1日1回　朝食後

処方解説◆評価のポイント

■処方目的
種々のタンパク質合成の転写を調整にもとづく，抗炎症作用，免疫抑制作用，抗アレルギー作用による症状の緩和

■主な禁忌症
深在性真菌症，消化性潰瘍，結核性疾患，精神病，緑内障，白内障，血栓症，手術直後，心筋梗塞の既往．

■効果のモニタリングポイント
1日の排便回数，顕血便，発熱，頻脈，貧血，赤沈など症状

■副作用のモニタリングポイント
易感染性[*1]，骨粗鬆症[*2]，消化性潰瘍[*3]，血栓形成[*4]，ステロイド精神病[*5]，ステロイド糖尿病[*6]，B 型肝炎の再燃[*7]

⑥ 左側大腸炎型・全大腸炎型の難治例の場合

左側大腸炎型・全大腸炎型の難治例には，以下の2つがある．

① ステロイド依存例：プレドニゾロンの減量にともなって症状が増悪する症例または再燃してステロイド治療の離脱が困難な場合

② ステロイド抵抗例：副腎皮質ステロイド薬による治療で1〜2週間以内に明らかな改善が得られない場合

また，治療薬による副作用や病態や治療による患者 QOL の状態などによる手術適応などを考慮し，かつ患者の希望も合わせて治療戦略を立案する．

(1) ステロイド依存例（図2）

通常は，アザチオプリンやメルカプトプリンのどちらかとプレドニゾロンを併用するが，効果発現までに1〜3か月程度と時間がかかる．この治療法に有効性が認められる場合には，開始後1〜2か月経過した後，プレドニゾロンを徐々に減量，中止する．この治療法で有効性が認めらなかった場合には，血球成分除去療法やタクロリムス経口投与，インフリキシマブ点滴静注，アダリムマブ皮下投与のいずれかの治療法を考慮する．これらで治療効果不十分の場合，あるいは患者の QOL が低下した場合は，手術を考慮する．

▶▶▶留意事項

[*1] 特にプレドニゾロン 40 mg/日以上では厳重な注意が必要．

[*2] 経口プレドニゾロンを3か月以上使用する症例ではビスホスホネート製剤（第一選択薬），活性型ビタミン D_3・ビタミン K_2 製剤（第二選択薬）を推奨している．

[*3] 予防には H_2 受容体拮抗薬や PPI を用い，使用中も便潜血などの定期検査を行う．

[*4] 必要があれば，出血がないことを確認し抗凝固療法（ワルファリン内服）を併用することあり．

[*5] 大量使用で発症しやすく（特にプレドニゾロン換算で 0.5 mg/kg/日以上）．減量とともに軽快する．副腎皮質ステロイド薬の減量が困難な場合は，抗精神病薬を用いる．

[*6] インスリンの血糖降下作用を阻害する．隔日投与より連日投与のほうが発症しやすい．ステロイド糖尿病では，空腹時血糖は正常なので，食後の血糖測定が勧められる．

[*7] 副腎皮質ステロイド薬と免疫抑制薬の併用でB型肝炎が再燃し，致死的な劇症肝炎になるのを避けるため，明らかな持続感染の場合，肝炎治療を優先する．

Chapter 4 炎症性腸疾患

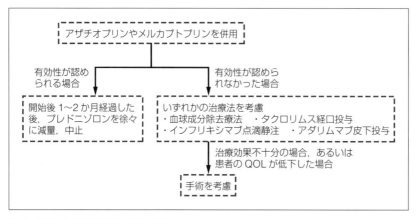

図2 ステロイド依存例の治療方針

処方例

ステロイド依存例（または，ステロイド抵抗例）
①を処方し，明らかな改善効果が見られない場合は，①を中止し，②または③のどちらかを直ちに投与開始する※1．
① シクロスポリン　250 mg/5 mL＋生理食塩水 45 mL　2 mL/hr で持続静注
② アザチオプリン　導入療法・維持療法　1回50 mg　1日1回
③ 6-メルカプトプリン　導入療法・維持療法　1回30 mg　1日1回
なお，①で改善効果が見られる場合も，寛解導入療法後は，②または③よる寛解維持療法に移行する．

商品名
シクロスポリン：サンディミュン，ネオーラル
アザチオプリン：アザニン，イムラン
6-メルカプトプリン：ロイケリン

処方解説◆評価のポイント

■ 処方目的
　処方薬①②③：アラキドン酸カスケードにおける PG や LT の産生抑制にもとづく抗炎症作用，サイトカイン産生抑制作用による緩解維持と症状の緩和

■ 主な禁忌症
　処方薬①：過敏症の患者，妊婦（妊娠の可能性含），授乳婦，タクロリムス（外用剤を除く），ピタバスタチン，ロスバスタチン，アスナプレビル，バニプレビルを投与中の患者，肝臓障害，腎臓障害，コルヒチン服用中患者
　処方薬②：メルカプトプリンに過敏症の患者，血球数 $3,000/mm^3$ 以下の患者，フェブキソスタットまたはトピロキソスタット投与中患者
　処方薬③：6-MP に重篤な過敏症の既往歴，フェブキソスタットまたはトピロキソスタットを投与中患者，妊婦または妊娠の可能性のある婦人

■ 効果のモニタリングポイント
　処方薬①②③：1日の排便回数，顕血便，発熱，頻脈，貧血，赤沈など症状

■ 副作用のモニタリングポイント
　処方薬①：腎障害，肝障害，感染症，中枢神経系障害（全身痙攣，意識障害，見当意識障害，視覚障害，錯乱，運動麻痺）
　処方薬②③：白血球減少，胃腸症状，膵炎，肝機能障害，脱毛，腎機能障害，手指振戦

▶▶▶ 留意事項
※1 6-メルカプトプリンからアザチオプリンへ処方を変更する場合，その変換係数は 2.07．アザチオプリンから6-メルカプトプリンへ変換する場合は半量にする（6-メルカプトプリン 25 mg がおおむねアザチオプリンの 50 mg に相当する）．

(2) ステロイド抵抗例

ステロイド抵抗例の治療法は，重症度などにより，次のように選択する薬物療法が異なる．

中等症以上では，血球成分除去療法やタクロリムスの経口投与，インフリキシマブ点滴静注，アダリムマブ皮下投与，シクロスポリン点滴静注のいずれかが選択可能である．

重症度が高くない例では，白血球除去療法が推奨される．

重症度が高く，経口摂取が不可能な例では表6のように選択する．

表6　重症度が高い（経口摂取が不可能）ステロイド抵抗例とその薬物療法

寛解導入療法	寛解維持療法
シクロスポリン点滴静注を選択	その後，寛解導入となったら，アザチオプリンや6-メルカプトプリンによる寛解維持療法に移行する．
インフリキシマブ点滴静注を選択	インフリキシマブは8週ごとに投与可能
アダリムマブ皮下投与を選択	アダリムマブは2週ごとに投与可能

なお，中等症以上のステロイド抵抗例の各治療法の概要は次の通り．

(a) 血球成分除去療法

　血球成分除去療法は，カラムを用いて顆粒球・単球を吸着除去する顆粒球除去療法と顆粒球・単球・リンパ球を除去する白血球除去療法がある．原則週1で行うが，症状が強い場合は週2回行ったほうがよい．

(b) タクロリムスの経口投与

　タクロリムス経口投与では，投与開始当初は高トラフ（10〜15 ng/mL）を目指し，その後はトラフ値として5〜10 ng/mLにする．寛解導入療法後は，アザチオプリンあるいは6-メルカプトプリンによる寛解維持療法に移行する．なお，腎機能障害や手指振戦などの副作用に注意．

(c) インフリキシマブ点滴静注

　インフリキシマブ点滴静注は，初回投与後2週，6週，さらに有効な場合は第8週ごとの間隔で投与が可能．事前に感染症などをチェックする．また，投与中あるいは投与後2時間以内にアナフィラキシー様症状が起こることがあるので，5 mg/kgを2時間以上かけて点滴静注する．投与時反応がなければ，3回目以降は点滴速度を最大で5 mg/kg/hrにすることができる．インフリキシマブの副作用には，免疫抑制作用による結核菌の顕性化，敗血症や肺炎などの感染症，肝障害，発疹，白血球減少などがある．

(d) アダリムマブ皮下投与

　アダリムマブ皮下投与は，初回160 mg，2週間ごとに80 mgの皮下投与を行う．条件が満たされれば患者自身による自己注射も可能である．

(e) シクロスポリン点滴静注

　シクロスポリン点滴静注は，シクロスポリン1日量2〜4 mg/kgを24時間持続静注投与で開始し，血中濃度を頻回に測定する．200〜400 ng/mLが目安．投与開始後，明らかな改善効果が見られない場合は，最大

14日間まで静注を継続するが，中止後はアザチオプリンあるいは6-メルカプトプリンの経口投与を直ちに開始し，寛解維持療法に移行する．

処方例

重症度などによって，①を単剤処方するか，①と②，または，①と③を併用処方する

① インフリキシマブ　5 mg/kg を 0, 2, 6 週投与（寛解導入），8 週ごと投与（寛解維持）
② アザチオプリン　50 mg　1 錠（1 日 1 錠）　1 日 1 回より開始（導入療法・維持療法）
③ 6-メルカプトプリン　30 mg 1 錠（1 日 1 錠）　1 日 1 回より開始（導入療法・維持療法）

商品名
インフリキシマブ：インフリキシマブ BS，レミケード
アザチオプリン：サンディミュン，ネオーラル
6-メルカプトプリン：ロイケリン

処方解説◆評価のポイント

■処方目的
　処方薬①②③：寛解維持，寛解導入目的
■主な禁忌症
　処方薬①：重篤な感染症，活動性結核患者，多発性硬化症およびその既往，鬱血性心不全
　処方薬②③：処方解説（p.31）参照
■効果のモニタリングポイント
　処方薬①②③：1 日の排便回数，顕血便，発熱，頻脈，貧血，赤沈などの症状の改善
■副作用のモニタリングポイント
　処方薬①：結核菌の顕性化，敗血症や肺炎などの感染症，肝障害，発疹，白血球減少など
　処方薬②③[※1]：白血球減少，消化器症状，膵炎，肝機能障害，脱毛など

▶▶▶留意事項
※1　投与開始早期に起こりやすいので，頻回の血液検査が必要．

服薬指導

炎症性腸疾患は，再燃と緩解を繰り返す慢性疾患であり，服薬アドヒアランスを良好に保つことが重要である．服薬アドヒアランス低下の原因は，「飲み忘れ」「副作用への不安」「効果を自覚していない」などがあげられる．その場合，一方的に非難せず，患者の話をよく聞き，例えば，以下のように適切に説明・指導することが望ましい．

❶ 服薬アドヒアランスの徹底

- 自覚症状の良し悪しによって，服薬を勝手にやめてしまう（アドヒアランスの低下）と，症状が憎悪するため，きちんと薬を服用する．
- アミノサリチル酸製剤などは，1 日の服用回数を減らす処方設計ができる場合があるため，どうしても飲み忘れてしまうなら，医師・薬剤師に相談すること．

Chapter 4 炎症性腸疾患

4.2 クローン病

学習のポイント

主な臨床症状
1. 下痢，発熱，体重減少など
2. 特徴的な症状（潰瘍性大腸炎との鑑別に重要）：口腔内病変（アフタ），肛門部病変など

主な臨床検査値
1. 血液検査：貧血，赤沈亢進，CRP 上昇
2. 内視鏡検査：非連続性・区域性（skip lesion）の縦走潰瘍，敷石像，狭窄，瘻孔など
3. 生検組織検査：非乾酪性肉芽腫

主な治療薬
1. 5-アミノ酸サリチル酸製剤〈サラゾスルファピリジン，メサラジン〉
2. 副腎皮質ステロイド薬〈プレドニゾロン〉
3. 免疫抑制薬〈アザチオプリン，6-メルカプトプリン〉
4. 抗 TNFα 抗体〈インフリキシマブ，アダリムマブ〉
5. 抗菌薬
   1) ニトロイミダゾール系抗原虫薬・抗菌薬〈メトロニダゾール〉
   2) ニューキノロン系抗菌薬〈シプロフロキサシン〉

概要

クローン病（Crohn's disease：CD）は，原因不明の**肉芽腫性炎症性疾患**のことである．

遺伝的素因を有する患者にさまざまな環境因子が関与して腸粘膜の免疫系の調節機構が障害されて炎症が生じる．消化管が全層性に障害されることが特徴で，消化管のどの部位でも起こりうるが，好発部位は回盲部で，非連続性に病巣を形成する．また，肛門周囲に多く，「小腸型」，「大腸型」，「小腸・大腸型」に分類される．下痢，発熱，体重減少，肛門部病変などが典型例で，右下腹部腹痛や腹部腫瘤を触知する．

クローン病の予後は，短期的には寛解することもあるが，再発や再燃を繰り返す．長期的には進行性である．

● 疫学 ●

若年者（10歳代後半〜20歳代）に好発する．また，食生活の欧米化にともなって，年々増加している．近年，疫学調査は行われていないが，患者数は 3 万人程度と見込まれる．人口 10 万人に対して，男性約 8 万人，女性約 4 万人と，男女比は 2：1 で男性に多い．

臨床症状・検査

1 症状

「①腹痛（80％）・圧痛（時に腫瘤触知），②下痢（70％，血便は少ない 30％

程度），③体重減少，④発熱」が4主徴である．一般に小腸型では腹痛が，大腸型では血便と下痢が多い．合併症としては，虹彩炎，**アフタ性口内炎**，関節痛・関節炎，**肛門部病変**（高頻度），**結節性紅斑**である．

❷ 検査
（1）内視鏡検査・消化管造影検査
診断に重要である．下部消化管のみならず，上部消化管に対しても内視鏡検査を実施する．クローン病の消化管病変は，全消化管，全層性，**敷石像**，瘻孔，腸管癒着，**狭窄**，**縦走潰瘍**，肛門部病変が見られる．**非連続性・区域性病変（skip lesion）および全層性炎症はクローン病の特徴**であり，潰瘍性大腸炎との鑑別に重要である．消化管造影検査は，内視鏡検査ではわかりにくい瘻孔や狭窄，病変の全体像の把握などが可能である．

（2）CT検査
腸管の炎症の評価，**瘻孔**，**膿瘍**といった合併症の描出が重要である．特に，副腎皮質ステロイド薬，免疫抑制薬，抗TNF-α製剤を使用する際には，膿瘍などの既存の感染症がないことを確認する必要がある．特に抗TNF-α製剤は結核発症のリスクを高めるため，**陳旧性肺結核**が疑われる場合には，胸部CT検査も必要である．

Word ▶ CT
computed tomography

（3）血液検査
白血球数増加，血小板数増加，赤沈亢進，CRP値上昇などの炎症所見がみられる．低タンパク血症，アルブミン低下がみられる．

（4）生検組織検査
非乾酪性肉芽腫を認める．

診断

診断に必要な所見として，表1の6つがあり，これらのうち，②と④が診断上有用である．

表1　診断に必要な6つの所見

① 非連続性または区域性病変
② 敷石像または縦走潰瘍
③ 腸管壁の全層性の炎症
④ サルコイドーシス様の非乾酪性肉芽腫
⑤ 裂溝または瘻孔
⑥ 肛門部病変

クローン病は，疾患の活動性を捉える必要がある．そこで用いられるのが**クローン病活動指数（CDAI）**やIOIBD指数などである．国際的に現状ではCDAIが最も一般的である．

Word ▶ CDAI
chrohn's disease activity index

Word ▶ IOIBD
international organization for the study of inflammatory bowel disease

表2 クローン病活動指数（CDAI）

1	過去1週間の水様または泥状便の総回数　x2	y1
2	過去1週間の腹痛（下記スコアで腹痛の状態を毎日評価し，7日間の合計する）x5 0＝なし，1＝軽度，2＝中等度，3＝高度	y2
3	過去1週間の主観的な一般状態（下記スコアで腹痛の状態を毎日評価し，7日間の合計する）　x7 0＝良好，1＝軽度不良，2＝不良，3＝重症，4＝激症	y3
4	患者が現在持っている下記の項目数　x20 1）関節炎・関節痛 2）虹彩炎・ぶどう膜炎 3）結節性紅斑・壊疽性膿皮症・アフタ性口内炎 4）裂肛，痔瘻，または肛門周囲膿瘍 5）その他の瘻孔 6）過去1週間の37.8℃以上の発熱	y4
5	下痢に対してロペミンまたはオピアトの服用　x30 0＝なし，1＝あり	y5
6	腹部腫瘤　x10 0＝なし，2＝疑い，5＝確実にあり	y6
7	ヘマトクリット　x6 男（47−Ht），女（42−Ht）	y7
8	体重：標準体重 100x（1−（体重/標準体重））	y8

y1〜y8の合計点で評価する．150未満は非活動期，150以上は活動期，450以上は重症．
＜出典：樋渡信夫，高添正和．クローン病患者のmanagement指針案　厚生科学研究費補助金特定疾患対策研究事業　「難治性炎症性腸管障害に関する調査研究」班平成13年度研究報告書 p.81〜82，2002＞

　なお，クローン病の診断は，他の疾患との鑑別が重要であるので，1つの臨床所見にとらわれず，他の疾患との除外診断によっても総合的に診断する必要がある．また，クローン病は難治性の慢性炎症で全消化管に病変が及ぶため，潰瘍性大腸炎のように根治手術は不可能で，完治させることも不可能である．表3に，クローン病と潰瘍性大腸炎の違いについて示す．

表3　クローン病と潰瘍性大腸炎の違い

	クローン病	潰瘍性大腸炎
発病の年齢と経過	若年者に多く，再燃・寛解を繰り返す	若年者・中高年と幅広く発症する．再燃・寛解を繰り返し，長期化すると癌化する
発症部位とその特長	すべての消化管に発症するが，特に回盲部に多い．非連続性で区域性がある	大腸の特に直腸で発症する．連続性がある（直腸に限局する場合が多い）
共通症状	下痢，腹痛，発熱	
特徴的症状	体重減少，倦怠感，腫瘤	粘血便
合併症	狭窄，瘻孔・穿孔，肛門部病変，関節炎・関節痛，栄養吸収障害	大量出血，穿孔，原発性硬化性胆管炎，大腸癌，中毒性巨大結腸症，壊疽性膿皮症
各種所見	・縦走潰瘍，非連続性の病変 ・敷石像（とび石病変） ・炎症（全層に存在） ・非乾酪性肉芽腫	・偽ポリポーシス ・大きなひだ（ハウストラ）の消失（鉛管像） ・炎症（粘膜層および粘膜下層に限局） ・陰窩膿瘍

治療

潰瘍性大腸炎では,薬物療法か外科治療が選択されるが,クローン病では栄養障害がみられることが多いので,必要に応じて,栄養療法と薬物療法を併用する.

治療薬

〔Chapter 4.1 潰瘍性大腸炎(p.24)参照〕

薬物療法

治療は,「小腸型」か「大腸型」で異なり,「小腸型」では栄養療法が有効である.「大腸型」では,栄養療法と薬物療法との併用となる.

表4 クローン病の活動期における治療の指針

	薬物療法	栄養療法	その他
軽症～中等症	① サラゾスルファピリジン ② メサラジン		効果不十分の場合は,中等症～重症に準じる
中等症～重症	① 経口副腎皮質ステロイド薬 ② 抗菌薬* 　　メトロニダゾール 　　シプロフロキサシン ステロイド減量や離脱が困難な場合は,アザチオプリンや6-メルカプトプリン(①②と併用)	成分栄養 消化態栄養	① 血球成分除去療法の併用 ・顆粒球吸着
重症	外科的治療を検討した上で薬物療法を行う ① ステロイド(経口・静注) ② インフリキシマブ,アダリムマブ(通常,治療に抵抗例)	絶食の上,完全静脈栄養療法	
寛解維持療法	5-ASA製剤 アザチオプリン 6-メルカプトプリン インフリキシマブ,アダリムマブ		在宅経腸栄養療法 　エレンタール 　ツインライン
肛門病変の治療	① まずは外科的治療法を検討する. ② 内科的治療を行う場合:痔瘻や肛門周囲膿瘍に対してメトロニダゾール,抗菌薬,インフリキシマブ点滴静注		肛門狭窄に対しては,経肛門的拡張術 Seton法
狭窄の治療	① まずは外科的治療法の適応を検討する. ② 薬物療法により炎症を沈静化させ,潰瘍が消失・縮小した時点で内視鏡的バルーン拡張術 ③ 副腎皮質ステロイド薬(炎症所見があった場合)		
術後再発予防	① 寛解維持療法に準じる. ・5-ASA製剤 ・アザチオプリン ・6-メルカプトプリン ・抗菌薬*	経腸栄養療法	

＊保険適応外

❶ 栄養療法

栄養療法の目的は，腸内細菌叢の是正と栄養障害の改善が目的である．栄養療法は，わが国ではクローン病に対する第一選択に位置づけされている．経腸栄養（EN）と完全静脈栄養（TPN）に大別される．

Word ▶ EN
enteral nutrition

Word ▶ TPN
total parenteral nutrition

❷ 軽症の場合の薬物療法

サラゾスルファピリジン（SASP）は大腸型に有効で，メサラジン（5-ASA）は小腸・大腸型に有効である．

処方例

軽症〜中等症の活動期クローン病に対する寛解導入
①または②を処方す※1
① サラゾスルファピリジン錠500 mg　3錠（1日9錠）　1日3回　朝昼夕食後
② メサラジン錠500 mg　1錠（1日3錠）　1日3回　朝昼夕食後

処方解説◆評価のポイント

■処方目的
　処方薬①②：寛解導入薬
■主な禁忌症
　Chapter 4.1 潰瘍性大腸炎の処方解説（p.28）参照
■効果のモニタリングポイント
　Chapter 4.1 潰瘍性大腸炎の処方解説（p.28）参照
■副作用のモニタリングポイント
　Chapter 4.1 潰瘍性大腸炎の処方解説（p.28）参照

商品名
サラゾスルファピリジン：アザルフィジン，サラゾピリン，スラマ
メサラジン：アサコール，ペンタサ

▶▶▶ 留意事項
※1　軽症〜中等症の活動期クローン病に対する治療は，5-ASA製剤から開始されることが多く，寛解維持目的に長期にわたって投与される．5-ASA製剤は，従来からクローン病の第一選択薬として使用されてきたが，軽症〜中等症の症例においては効果が期待できるが，長期予後改善は期待できない．

❸ 中等症〜重症の場合の薬物療法

プレドニゾロンの経口投与は，5-ASA製剤（もしくはサラゾスルファピリジン）のみで寛解導入が困難な中等症や重症例に併用して用いる．

アザチオプリンやメルカプトプリンなどの免疫調節薬は，効果発現までに2〜3か月を要するため，ステロイド抵抗例における早期の寛解導入効果は期待できない．そのため，これらの免疫調節薬は，ステロイド依存症の難治例に対する副腎皮質ステロイド薬の減量と中止もしくは緩解維持，難治性瘻孔に対して用いる．

副腎皮質ステロイド薬の無効例の場合は，インフリキシマブの投与を考慮する．

インフリキシマブの導入は，栄養療法や従来の薬物療法を施行しても十分な効果が得られない中等症以上の活動期クローン病が対象である．また，インフリキシマブは外瘻や皮膚瘻の寛解導入にも有用である．

メトロニダゾールやシプロフロキサシンなどの抗菌薬は，難治性痔瘻などの肛門部病変に有効である．

> **処方例**
>
> 中等症〜重症の活動期クローン病
> ①〜④のいずれかを処方する．
> 内服薬
> 　①プレドニゾロン　5 mg　8錠（1日8錠）　1日1回　朝食後
> 　②アザチオプリン　1 mg/kg　1日1回　朝食後または就寝前
> 　③6-メルカプトプリン　1 mg/kg　1日1回　朝食後または就寝前
> 点滴静注
> 　④インフリキシマブ点滴静注1回5 mg/kg（2時間かけて）　0, 2, 6週の3回投与にて緩解維持を目指す．有効性が認められた場合は，2か月ごと投与する．

商品名
プレドニゾロン：プレドニゾロン，プレドニン
アザチオプリン：アザニン，イムラン
6-メルカプトプリン：ロイケリン
インフリキシマブ：レミケード

> **処方解説◆評価のポイント**
>
> ■処方目的
> 　処方薬①：寛解導入効果
> 　処方薬②③④：抗炎症作用を期待して副腎皮質ステロイド薬と併用．
> ■主な禁忌症
> 　処方薬④：重篤な感染症（敗血症など），活動性結核，多発性硬化症などの脱髄疾患およびその既往歴，うっ血性心不全
> 　処方薬①②③：Chapter 4.1 潰瘍性大腸炎の処方解説（p.29, 32）参照
> ■効果のモニタリングポイント
> 　処方薬①②③：Chapter 4.1 潰瘍性大腸炎の処方解説（p.29, 32）参照
> 　処方薬④：CRP高値，低栄養状態，貧血の有無，腹痛，下痢，発熱など
> ■副作用のモニタリングポイント
> 　処方薬①：Chapter 4.1 潰瘍性大腸炎の処方解説（p.29）参照
> 　処方薬②：血液障害，感染症，重度の下痢，進行性多巣性白質脳症による意識障害など
> 　処方薬③：骨髄抑制，出血
> 　処方薬④※1：重症感染症※2

▶▶▶**留意事項**
※1　抗TNFα抗体薬の効果が現れないことがあるので，禁煙指導は重要である．また，投与時反応（重篤なアナフィラキシー症状）に対して十分留意する．
※2　インフリキシマブの使用だけでなく，副腎皮質ステロイド薬や複数の免疫抑制薬と高齢が日和見感染のリスクを増加させる．投与開始前に結核感染をスクリーニングし，必要に応じて抗結核薬を予防投与する．

❹ 重症例

穿孔（膿瘍），消化管通過障害などの腸管合併症に対しては，外科治療が必要な場合が多い．著しい腸管合併例では入院の上，経腸栄養管理が望ましい．

服薬指導

〔Chapter 4.1 潰瘍性大腸炎の服薬指導（p.32）参照〕．

Chapter 5 機能性消化管障害

5.1 過敏性腸症候群

> **学習のポイント**
>
> ■ 主な臨床症状
> - 腹痛・腹部不快感，下痢や便秘などがあるが，腹痛・腹部不快感は排便後に軽快する．
> - 発熱や粘血便，体重減少などを認めない．
> ※消化管内視鏡検査や注腸造影検査，血液検査などでは異常を示さない．
>
> ■ 主な治療薬
> 1. 第一選択薬〈ポリカルボフィルカルシウム，トリメブチン〉
> 2. 鎮痙薬〈ブチルスコポラミン〉
> 3. 止痢薬〈ロペラミド，ラモセトロン〉
> 4. 緩下薬〈酸化マグネシウム，ピコスルファート〉
> 5. その他：抗不安薬，整腸薬

機能性消化管障害には，機能性ディスペプシア〔Chapter 3 胃炎（p.17）参照〕などもあるが，ここでは，過敏性腸症候群に限って解説する．

概要

機能性消化管障害（functional gastrointestinal disorder：FGID）は，消化器症状が強いにも関わらず，それを説明しうる消化器の器質的病変が見られない疾患である．そのうち，下痢や便秘，腹痛など大腸や小腸由来の消化器症状を**過敏性腸症候群**（irritable bowel syndrome：IBS）という．

IBS では主に腹痛や腹部不快感があるが，排便で軽快することが特徴である．

IBS は，腹痛と便通異常が慢性に経過し，症状に繋がる器質的異常が見られない腸疾患である．

原因は不明とされているが，**脳腸相関**[注1]，腸管の知覚過敏，先行する腸管感染症，ストレス，食生活，生活習慣が症状増悪に関与している．

IBS は**サラリーマン病**ともいわれ，**下痢型，便秘型，混合型，分類不能型**に分類される．

注1：中枢神経と腸管神経叢の自律神経を介した関連により脳と腸が互いに密接に影響を及ぼしあうこと．IBS では，ストレスがこれを介して腸管の運動異常を引き起こす．

● 疫学 ●
IBS は，比較的若い女性（20〜40代）に多い．

臨床症状

慢性的な腹痛・腹部不快感，下痢や便秘（あるいは下痢や便秘が交互）を出勤中の電車内で突然催すことが特徴である．自律神経症状や精神症状を伴うことがある．

診断

IBSの診断には，Rome Ⅲ 分類が用いられる．器質的疾患を除外することが必須であり，発熱や粘血便，体重減少などを認めない．また，内視鏡検査や注腸造影検査，血液検査などでは異常を示さないことを確認する．

表1のROME Ⅲ 診断基準の1)～3)すべてが当てはまった場合，IBSと診断される．

表1 IBSの診断基準（Rome Ⅲ 診断基準）

1) 少なくとも診断の半年前に症状が出現した．
2) 最近の3か月中の1か月につき，少なくとも3日以上腹痛や腹部不快感がある．
3) 以下の3項目中，2つ以上ある． 　① 排便による症状の軽減 　② 排便回数の変化 　③ 便性状（外観）の変化（下痢や便秘）

治療

治療法には生活指導と薬物療法がある．治療に際して大切なことは，どの疾患でもそうであるが，医師・医療スタッフとの信頼関係を構築し（STEP1），患者に対してIBSの病態生理を説明し（STEP2），次にストレスの分析や対応および生活習慣の指導（STEP3）を行う．その上で食事療法（STEP4），薬物療法（STEP5）を行う．

治療薬

❶ ポリカルボフィルカルシウム

胃の酸性条件下でカルシウムを脱離して**ポリカルボフィル**となり，その後腸管内の中性条件下で高い吸水性を示す．下痢に対して，水分を保持して腸内容物の通過時間を延長させ，便秘に対しては，水分を保持して腸内容物を膨張させ，腸の刺激により排便を促す．

IBSの第一選択薬で便の水分バランスを調節する目的で使用される．ポリカルボフィルカルシウムには1g当たり0.2gのカルシウムが含有されているので，高カルシウム血症のおそれがあるので注意する．

❷ トリメブチン

トリメブチンは，弛緩した平滑筋細胞に対して，K^+ チャネルの抑制に基づく脱分極作用により細胞の興奮性を高める．その細胞の興奮性に応じて Ca^{2+} チャネルが抑制され，過剰な収縮を抑制する．また，オピオイド受容体（μ）のアゴニストとして，下痢に対しては，アセチルコリン遊離抑制による消化管運動抑制作用を，便秘にはアセチルコリン遊離促進による消化管運動亢進作用を示す．

胃腸運動の調節作用を目的にIBSの第一選択薬として使用される．

❸ 止瀉薬

(1) ロペラミド

非麻薬性合成アヘン様物質である．オピオイド受容体に作用し，腸管運動と分泌を抑制し，腸管内容物の通過時間を遅延させ，腸管粘膜との接触時間を増加させ，塩類や水の吸収促進などにより止瀉作用を示す．重大な副作用に，TEN，SJS，イレウス，巨大結腸症などがある．

(2) ラモセトロン

$5-HT_3$受容体を選択的に阻害することで，消化管運動亢進に伴う種々の症状（排便亢進や下痢症状）を改善する．虚血性大腸炎，重篤な便秘を催すことがあるため，腹痛の悪化，血便，便秘，硬便などが現れた場合は，休薬あるいは中止する．

Word ▶ 5-HT
セロトニン（5-ヒドロキシトリプタミン）
5-hydroxytryptamine

❹ ブチルスコポラミン

ブチルスコポラミンは非選択的ムスカリン受容体遮断薬で，副交感神経興奮による反応を抑制することでさまざまな作用を示す．これらの作用により，内臓平滑筋が弛緩し，主として鎮痙薬として用いられる．腹痛に対して使用される．

❺ 緩下薬

(1) 酸化マグネシウム

塩類下剤．腸管内に水分を移行させ，腸管内容物を柔らかくし，その刺激により便通効果を示す．本剤は胃内で制酸作用を呈する．その際，二酸化炭素を発生させないため胃腸への刺激が少ない．便秘に対して使用される．

(2) ピコスルファート

大腸の蠕動運動を亢進させ，緩和な瀉下作用を示す．経口投与後ほとんど吸収されることなく大腸部位にそのまま到達した後，大腸細菌叢由来のアリルスルファターゼにより加水分解されて活性型のジフェノール体を生じる．このジフェノール体が大腸粘膜を刺激し，蠕動運動を亢進させると共に水分吸収を阻害することにより，緩下作用を示す．また，一部吸収されたものはジフェノール体として胆汁中に排泄されるが，大腸部位で局所的に作用すると考えられている．

❻ 整腸薬

ラクトミン製剤，ビフィズス菌製剤，酪酸菌などがある．

❼ その他（抗不安薬）

ロフラゼプ酸エチル，パロキセチン，イミプラミン，アミトリプチリン，フルボキサミンなどの抗不安薬の使用に当たっては，十分な経験のある心療内科や精神科の医師・薬剤師と相談する．

表2 IBS治療薬

分類	医薬品	禁忌症	備考
便通異常改善薬	ポリカルボフィルカルシウム	急性腹部疾患（虫垂炎，腸出血，潰瘍性結腸炎など），術後イレウスなどの胃腸閉塞を引き起こすおそれのある患者，高カルシウム血症，腎結石，腎不全（軽度および透析中を除く），本剤の成分に対し過敏症の既往歴のある患者	第一選択薬
消化管運動調律薬	トリメブチン		第一選択薬
鎮痙薬	ブチルスコポラミン	出血性大腸炎，緑内障，前立腺肥大による排尿障害，重篤な心疾患，麻痺性イレウス，本剤に対し過敏症の既往歴のある患者	腹痛に対して
止痢薬	ロペラミド	出血性大腸炎の患者，抗生物質の投与にともなう偽膜性大腸炎の患者，低出生体重児，新生児および6か月未満の乳児，本剤の成分に対し過敏症の既往歴のある患者	原則禁忌には，感染性下痢患者，潰瘍性大腸炎の患者〔中毒性巨大結腸を起こすおそれがあるので〕
	ラモセトロン	虚血性大腸炎，重篤な便秘を催すことがあるため，腹痛の悪化，血便，便秘，硬便などが現れた場合は，休薬あるいは中止する．	
緩下薬	酸化マグネシウム	透析患者には高マグネシウム血症になるので原則使用しない．	便秘に対して
	ピコスルファート	腸管蠕動運動の亢進により，症状が増悪するおそれがあるため，急性腹症が疑われる患者，本剤の成分に対して過敏症の既往歴のある患者	便秘に対して

薬物療法

基本的には，まず第一選択薬の高分子重合体（ポリカルボフィルカルシウム）や消化管運動調律薬（トリメブチン）を投与する．

次に病型に基づいて，下痢型 IBS には乳酸菌製剤，便秘型 IBS には緩下薬，腹痛が強い場合にはムスカリン受容体遮断薬を追加投与する．上記治療薬にて改善が認められなければ，心理的異常の関与を考慮して，抗うつ薬などを投与する．

❶ 下痢型 IBS

整腸薬とポリカルボフィルカルシウムの併用から開始する．ポリカルボフィルカルシウムは効果発現までに時間がかかる場合がある．また，ポリカルボフィルカルシウムは消化管水分保持作用があり，下痢型と便秘型の両方に効果が期待できる．

処方例

①と②を併用する．
① ビフィズス菌 1g　1回1g（1日3g）　1日3回　朝昼夕食後
② ポリカルボフィルカルシウム 500 mg 錠　1回1〜2錠（1日3〜6錠）　1日3回　朝昼夕食後

商品名
ビフィズス菌：ビオフェルミン
ポリカルボフィルカルシウム：コロネル，ポリフル

処方解説◆評価のポイント

■ 処方目的
　処方薬①：腸内細菌叢のバランスを正常化し，消化器症状を改善する
　処方薬②：株消化管などの中性条件下で，消化管内の水分を保持し，消化管内容物の輸送調整を行い，消化器症状を改善する
■ 主な禁忌症
　処方薬②：急性腹部疾患（虫垂炎，腸出血，潰瘍性結腸炎など），術後イレウスなどの胃腸閉塞を引き起こすおそれのある患者，高カルシウム血症，腎結石，腎不全（軽度および透析中を除く），本剤の成分に対し過敏症の既往歴のある患者
■ 効果のモニタリングポイント
　下痢，便秘，腹痛などの症状を総合的に評価する[※1]
■ 副作用のモニタリングポイント
　処方薬②：高カルシウム血症

▶▶▶ 留意事項
[※1] 食生活の改善の有無についても患者に確認する．

2 便秘型 IBS

酸化マグネシウムとポリカルボフィルカルシウムの併用から開始する．

処方例

①と②を併用する．
① 酸化マグネシウム 330 mg 錠　1回1〜2回（1日3〜6錠）　1日3回　朝昼夕食後
② ポリカルボフィルカルシウム 500 mg 錠　1回1〜2錠（1日3〜6錠）　1日3回　朝昼夕食後

商品名
酸化マグネシウム：マグミット
ポリカルボフィルカルシウム：コロネル，ポリフル

処方解説◆評価のポイント

■ 処方目的
　処方薬①：腸管内で難吸収性の炭酸塩または重炭酸塩になって，腸管内に停留し，消化管症状を改善する
　処方薬②：処方解説（p.42）参照
■ 主な禁忌症
　処方薬①：透析患者[※1]
■ 効果のモニタリングポイント
　処方薬①②：下痢，便秘，腹痛などの症状を総合的に評価する[※2]
■ 副作用のモニタリングポイント
　処方薬①：高マグネシウム血症

▶▶▶ 留意事項
[※1] 高マグネシウム血症になるので原則使用しない．
[※2] 食生活の改善の有無についても患者に確認する．

3 混合型 IBS

ポリカルボフィルカルシウムの併用に加え，それぞれの患者の症状（下痢と便秘）に合わせて整腸薬や下剤を使用する．

処方例

①と，症状に応じ，便秘症状がある場合②を，下痢症状がある場合③を併用する．
① ポリカルボフィルカルシウム 500 mg 錠　1回1〜2錠（1日3〜6錠）　1日3回　朝昼夕食後
② 酸化マグネシウム 330 mg 錠　1回1〜2回（1日3〜6錠）1日3回　朝昼夕食後
③ ビフィズス菌 1g　1回1g（1日3g）　1日3回　朝昼夕食後

商品名
ポリカルボフィルカルシウム：コロネル，ポリフル
酸化マグネシウム：マグミット
ビフィズス菌：ビオフェルミン

処方解説◆評価のポイント

■ 処方目的
　処方解説（p.42，43）参照
■ 主な禁忌症
　処方薬②：透析患者
■ 効果のモニタリングポイント
　処方薬①②③：下痢，便秘，腹痛などの症状を総合的に評価する[※1]
■ 副作用のモニタリングポイント
　処方薬①：高カルシウム血症など
　処方薬②：高マグネシウム血症，下痢など

▶▶▶ 留意事項
[※1] 食生活の改善の有無についても患者に確認する．

服薬指導

❶ 治療薬以外について

- 患者に，癌などの重大な疾患ではないことを伝え，不安を取り除くことが大切である．
- ストレス解消のため規則正しい日常生活と食生活，散歩などの適度な運動が重要である．特に，便秘型 IBS は，食生活を見直し，繊維質の多いものを心がけ，起床時にコップ1杯の水を飲むなどの指導も行う．

❷ 治療薬について

(1) ポリカルボフィルカルシウム
- 食後に十分量のコップ1杯の水で服用する．
- ポリカルボフィルカルシウムが喉や食道でつかえて，ゲル化し，喉や食道を閉塞する可能性があるので，服用後はすぐに横にならないようにする．
- 効果発現までに時間がかかる場合があるので，すぐに症状が改善しないからといって，勝手に服用を中止しない．

(2) ロペラミド
- 眠気やめまいが起こることがあるので，車の運転や機械操作は気をつける．

(3) ピコスルファート
- 十分量の水で服用する．

Chapter 6 便秘

学習のポイント

主な臨床症状
3日以上排便がない状態や毎日排便があっても便が硬く，残便感，腹部膨満感，腹痛，食欲不振などの症状．
1. 器質性便秘（イレウスがあるような状態）：激しい腹痛，嘔吐，圧痛，強い排便痛，血便など．
2. 機能性便秘
   1) 弛緩性便秘：残便感，腹部膨満感，食欲低下，時に肩こり，冷え性，倦怠感．太くて硬い便．
   2) 痙攣性便秘：食後の下腹部痛や残便感が現れる．便秘と下痢を繰り返すこともある．ウサギの糞のようなコロコロとした便となることが多い．
   3) 直腸性便秘：排便困難から便意を感じにくくなる．

主な治療薬
1. 下剤
   1) 浸透圧性下剤〈酸化マグネシウム，水酸化マグネシウム，硫酸マグネシウム，ラクツロース〉
   2) 膨張性下剤〈カルメロース〉
   3) 浸潤性下剤〈ジオクチルソジウムスルホサクシネート／カサンスラノール〉
   4) 大腸刺激性下剤〈センノシド，センナ，センナ／センナジツ，ピコスルファート，ダイオウ／センナ〉
   5) 小腸刺激性下剤〈加香ヒマシ油〉
   6) クロライドチャネルアクチベーター〈ルビプロストン〉
2. 浣腸剤〈グリセリン〉
3. 坐剤〈炭酸水素ナトリウム／無水リン酸二水素ナトリウム，ビサコジル〉
4. 整腸薬〈ラクトミン／酪酸菌／糖化菌，ビフィズス菌，酪酸菌（宮入菌）〉
5. 漢方薬
   1) ダイオウ含有〈大柴胡湯，防風通聖散，乙字湯，三黄瀉心湯，大黄甘草湯，麻子仁丸〉
   2) ダイオウ非含有〈大建中湯〉

概要

便秘（constipation）は，排便運動に異常を来たし，便が長く大腸内に停滞し，水分が減少して固くなり，排便に困難をともなう状態をいう．その発生機序から器質性便秘，症候性便秘，機能性便秘および薬剤性便秘に分けられる．

器質性便秘は，下部消化管に狭窄などの器質的異常（大腸がん，腸捻転，腹腔内の炎症など）が原因で，便の移動が障害されて起こる．

症候性便秘は，全身性の疾患（代謝・内分泌性疾患，神経疾患など）にともなう腸管の運動障害で生じる．

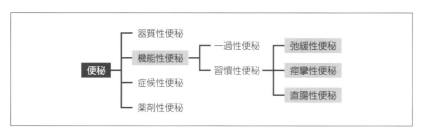

図1 便秘の分類

また，**機能性便秘**は，腸管の運動機能障害で生じる便秘であり，そのうちの**習慣性便秘**は，**弛緩性便秘**，**痙攣性便秘**，**直腸性便秘**に分けられ，最も頻度が高い．

そして，**薬剤性便秘**は，使用薬剤の副作用として起こる便秘である．

● 疫学 ●
　国民生活基礎調査（平成 25 年，厚生労働省）によれば，人口 1,000 人当たりで，男性 26.0 人，女性 48.7 人，全体で 37.8 人が，便秘を訴えている．また，若年者では，女性にその割合が高く，男女ともに華麗に伴って増加し，男女差がなくなっている．

臨床症状

一般に，便秘では，3 日以上排便がない状態や毎日排便があっても便が硬く，残便感，腹部膨満感，腹痛，食欲不振などの症状がある．器質性便秘のようなイレウスがあるような状態では激しい腹痛，嘔吐，圧痛，強い排便痛，血便などがみられる．

機能性便秘では，次のような症状がみられる．

(1) 弛緩性便秘

大腸の運動や緊張の低下により大腸に便が長時間停滞し，水分の吸収が多くなることで便が硬くなって起こる．それにより，残便感，腹部膨満感，食欲低下，時に肩こり，冷え性，倦怠感といった症状もみられる．便の状態としては太くて硬い．

(2) 痙攣性便秘

大腸の痙攣性収縮により便の移動ができないことで起こることから，食後の下腹部痛や残便感が現れる．便の状態としてウサギの糞のようなコロコロとした便（兎糞状硬便）となることが多く，便秘と下痢を繰り返すこともある．

(3) 直腸性便秘

便が直腸に到達しても排便反射が起こらず，便が停滞して排便困難となることから，症状としては便意を感じにくくなる．

診断

機能性便秘とそれ以外の便秘を鑑別することが必要で，症状の確認とともに

表1　疑われる疾患

分類		症状など
器質性便秘		急にひどい便秘になったような場合
症候性便秘		糖尿病，甲状腺機能低下，パーキンソン病などがある場合
機能性便秘	弛緩性便秘	筋力の低下，運動不足，水分不足などが原因となることから女性，高齢者，長期臥床者で多い
	痙攣性便秘	精神的ストレスや環境の変化などを有する場合
	直腸性便秘	高齢者，長期臥床者，排便を我慢してしまう習慣のある人に多い

原疾患，既往歴の有無，便秘の原因となる薬剤の服用の有無を確認する（表1）．

検査としては，貧血に関する検査，便潜血検査，腹部単純X線写真が最低限必要ある．器質的疾患が疑われる場合は，大腸造影・内視鏡検査を行う．

治療

便通異常が生じているか確認したうえで便秘の鑑別を行い，その原因に応じて治療を行う．

表2　各便秘とその治療法

疾患	治療法
腸管狭窄がある器質性便秘	薬物治療は適応とならない
症候性便秘	原因疾患の治療とともに薬物治療を行う
機能性便秘	薬物治療が主体となるが，食事指導や生活習慣，排便習慣などの生活指導を行ったうえで適応を考慮する
薬剤性便秘	原因薬物の機序に応じて治療を行う

治療薬

治療薬としては下剤，浣腸剤，坐剤，整腸薬などが用いられる．下剤は，その作用機序から浸透圧性下剤，膨張性下剤，浸潤性下剤，刺激性下剤に分類される．各治療薬の作用機序は以下の通りである．

❶ 下剤（緩下剤，刺激性下剤）

(1) 浸透圧性下剤（塩類下剤，糖類下剤）

難吸収性の塩類あるいは糖類が腸管内の浸透圧を高め，腸内水分および分泌液の吸収を妨げると共に，組織から腸管腔に水分を吸収して貯留させることで腸壁が刺激され，蠕動運動が亢進される．

(2) 膨張性下剤

腸管内で水分を吸収して膨張し，便塊に浸透して容積を増大させることで腸管壁を物理的に刺激し，大腸の蠕動運動を促進して排便を促す．

(3) 浸潤性下剤

便の表面張力を低下させ，便を柔らかくして排便しやすくする．

(4) 刺激性下剤

（a）大腸刺激性下剤

大腸腸内細菌叢の作用で活性物質を生成し，大腸粘膜や腸壁の神経を刺激して腸の運動を促進する．

（b）小腸刺激性下痢

ヒマシ油は，小腸内でリパーゼにより，グリセリンとリシノール酸に加水分解され，このリシノール酸が小腸を刺激し瀉下作用を現す．また，グリセリンの粘滑作用により排便を促す．

(5) クロライドチャネルアクチベーター

ルビプロストンは，新たな作用機序を有し，小腸上皮頂端膜（腸管内腔側）に存在するクロライド（ClC-2）チャネルを活性化し，腸管内への水分分泌を促進し，便を軟らかくし，腸管内の輸送を高めて排便を促進する．

注1：呼吸抑制，意識障害，不整脈，心停止

表3 下剤

分類	医薬品	主な副作用	備考
浸透圧性	酸化マグネシウム	・高マグネシウム（Mg）血症[注1] ・悪心・嘔吐，口渇，血圧低下	長期投与では高Mg血症に注意（特に腎機能低下者） 吸着作用，制酸作用などを有し，他の薬剤の吸収・排泄に影響を与えることがある．
	水酸化マグネシウム	高Mg血症，下痢	長期投与では高Mg血症に注意（特に腎機能低下者） 他の薬剤の吸収に影響を与えることがある． できるだけ多くの水を飲むとより効果的である． 【投与】牛乳アレルギー
	硫酸マグネシウム	高Mg血症	長期投与では高Mg血症に注意（特に腎機能低下者） 他の薬剤の吸収に影響を与えることがある．
	ラクツロース	下痢，腹痛	産婦人科術後の排ガス・排便の促進や小児における便秘の改善に使われる 【禁忌】ガラクトース血症
膨張性	カルメロース	悪心・嘔吐，腹部膨満感	便塊が排泄されても短時日で投与を中止せず，規則正しい排泄が出来るようになるまで投与を続けることが望ましい． 【禁忌】急性腹症，重症の硬結便
浸潤性	ジオクチルソジウムスルホサクシネート/カサンスラノール	口渇，悪心，腹痛，腹部不快感，腹部膨満感，腹鳴	連用による耐性の増大などのため長期連用を避ける． 【禁忌】急性腹症，重症の硬結便，痙攣性便秘，授乳婦
大腸刺激性	センノシド	腹痛，下痢，腹鳴，悪心・嘔吐	連用による耐性の増大などのため長期連用を避ける． 尿が黄褐色または赤色を呈することがある． 【禁忌】急性腹症，痙攣性便秘，重症の硬結便，電解質失調（大量投与），妊娠または妊娠している可能性のある婦人，成分に対する過敏症
	センナエキス	腹痛，悪心・嘔吐	
	センナ/センナジツ	腹痛，ALT・AST・γ-GTP・T-Bil上昇，低カリウム（K）血症	
	ピコスルファート	腹痛，腹鳴，悪心・嘔吐	【禁忌】急性腹症，成分に対する過敏症，腸管閉塞
	ダイオウ/センナ	腹痛	テトラサイクリン系抗生物質と併用禁忌．連用による耐性の増大などのため長期連用を避ける．尿が黄褐色または赤色を呈することがある． 【禁忌】急性腹症，痙攣性便秘，重症の硬結便，腎機能障害，電解質失調（大量投与），成分に対する過敏症
小腸刺激性	ヒマシ油	悪心・嘔吐・腹痛	小腸の消化吸収を妨げ全身の栄養状態に影響を及ぼすことがあるので連用を避ける．即効性のため就寝前の服用を避ける． 【禁忌】急性腹症，痙攣性便秘，重症の硬結便，脂溶性物質（燐，ナフタリンなど）による中毒時，脂溶性駆虫剤（ノボジ油，メンマなど）を投与中
ClC-2チャネルアクチベーター	ルビプロストン	下痢，悪心	器質性便秘，薬剤性便秘および症候性便秘は適応外 中等度または重度肝機能障害（Child-Pugh分類クラスBまたはC）・重度腎機能障害では1日1回から開始 【禁忌】腸閉塞，妊婦または妊娠している可能性のある婦人，成分に対する過敏症

❷ 浣腸剤，坐剤

(1) グリセリン
グリセリンは，直腸内の水分を奪取することにより局所を刺激し，また便の軟化潤滑作用により排便を促す．

(2) 炭酸水素ナトリウム/無水リン酸二水素ナトリウム
腸内に炭酸ガスを発生させることで，大腸を刺激し，排便を促す．直腸性便秘に適している．

(3) ビサコジル
結腸・直腸粘膜の副交感神経末端に作用して蠕動をたかめ，また腸粘膜への直接作用により排便反射を刺激する．

表4 浣腸剤，坐剤

分類	医薬品	主な副作用	備考
浣腸剤	グリセリン浣腸	腹痛，腹鳴，腹部膨満感，直腸不快感，血圧変動	連用による耐性の増大などのため長期連用を避ける．小児に適する． 【禁忌】腸管内出血，腹腔内炎症，腸管穿孔，強い全身衰弱，下部消化管術直後，急性腹症
坐剤	炭酸水素ナトリウム/無水リン酸二水素ナトリウム	ショック[注2]，軽度の刺激感，下腹部痛，不快感，下痢	【禁忌】成分に対する過敏症
	ビサコジル	直腸刺激感，直腸炎，腹部不快感，腹痛，一過性の血圧低下	刺激性下剤 【禁忌】急性腹症，痙攣性便秘，重症の硬結便，肛門裂創，潰瘍性痔核

注2：顔面蒼白，呼吸困難，血圧低下など

❸ 整腸薬

腸内細菌叢の正常化によって便秘を改善する．ラクトミン/酪酸菌/糖化菌製剤，ビフィズス菌製剤，酪酸菌製剤などがある．

❹ 漢方薬

漢方薬は，ダイオウ含有と非含有に大別される．ダイオウ含有の漢方薬は，大腸刺激性下剤ともいわれる．また，ダイオウ含有製剤はほかのダイオウ含有製剤との併用による重複に注意する．

表5 漢方薬

分類	医薬品	主な副作用	備考
ダイオウ含有	大柴胡湯	間質性肺炎[注3]，肝機能障害，黄疸[注4]，食欲不振，腹痛，下痢	がっしりした体格で比較的体力がある常習便秘に適応
	防風通聖散	間質性肺炎，偽アルドステロン症[注5]，ミオパシー[注6]，肝機能障害，黄疸，食欲不振，悪心・嘔吐，腹痛	腹部に皮下脂肪が多く，便秘傾向に適応
	乙字湯	間質性肺炎，偽アルドステロン症，ミオパシー，肝機能障害，黄疸，食欲不振，悪心，腹痛，下痢	便がかたくて便秘傾向に適応

注3：発熱，咳嗽，呼吸困難，肺音の異常など
注4：AST・ALT・ALP・γ-GTPの上昇など
注5：低カリウム血症，血圧上昇，浮腫，体重増加など
注6：脱力感，四肢痙攣・麻痺など

ダイオウ含有	三黄瀉心湯	間質性肺炎，肝機能障害，黄疸，食欲不振，腹痛，下痢	比較的体力があり，のぼせ気味で，顔面紅潮し，精神不安で，便秘の傾向に適応
	大黄甘草湯	偽アルドステロン症，ミオパシー，食欲不振，腹痛，下痢	
	麻子仁丸	食欲不振，腹痛，下痢	
ダイオウ非含有	大建中湯	間質性肺炎，肝機能障害，黄疸，胃部不快感，悪心，嘔吐，腹痛，下痢	弛緩性便秘に適応

薬物療法

表2に示したように，薬物治療が主体となるのは，機能性便秘であり，諸症状の緩和に便秘治療薬が用いられる．

❶ 弛緩性便秘

処方例

浸透圧下剤（塩類下剤）①，浸潤性下剤②または膨張性下剤③を第一選択とし，単剤で用いる．さらに，症状や効果によって刺激性下剤④あるいは⑤を併用する．
- ①酸化マグネシウム錠 330 mg　1回1〜2錠　1日3回　毎食後
- ②水酸化マグネシウム錠 350 mg　1回1〜2錠　1日3回　毎食後
- ③ジオクチルソジウムスルホサクシネート/カサンスラノール配合錠　1回5〜6錠を就寝前，または1回2錠　1日2〜3回　食後
- ④センノシド錠 12 mg　1回1〜2錠（4錠まで）　1日1回　就寝前
- ⑤ピコスルファートナトリウム液　1回15〜40滴

商品名
酸化マグネシウム：マグラックス，マグミット
水酸化マグネシウム：ミルマグ
ジオクチルソズムスルホサクシネート/カサンスラノール：ビーマス
センノシド：プルゼニド
ピコスルファート：ラキソベロン

処方解説◆評価のポイント

■処方目的
　処方薬①②③：便の軟化と大腸の蠕動運動を促して排便しやすくする
　処方薬④⑤：大腸を刺激してさらに蠕動運動を亢進して排便を促す
■主な禁忌症
　処方薬②③④⑤：表3（p.48）参照
　処方薬③：成分過敏症
■効果のモニタリングポイント
　処方薬①②③④⑤：排便の回数あるいは性状を確認することで効果を判定する
■副作用のモニタリングポイント
　処方薬①②③④⑤：表3（p.48）参照

❷ 痙攣性便秘

処方例

非刺激性下剤である浸透圧下剤（塩類下剤）①や②または③を単剤投与する※1．
- ①酸化マグネシウム　1回0.66 g　1日3回　毎食後
- ②ルビプロストンカプセル 24μg　1回1Cap　1日2回　朝夕食後
- ③大建中湯　1回5 g　1日3回　毎食後2時間

商品名
酸化マグネシウム：マグミット，マグラックス
ルビプロストン：アミティーザ

処方解説◆評価のポイント

■処方目的
　処方薬①：便の軟化により排便しやすくする
　処方薬②：腸管内の水分分泌を促進し便を軟化し排便を促す
　処方薬③：腸管の運動を促進して排便を促す
■主な禁忌症
　処方薬②：腸閉塞など，表3（p.48）参照
■効果のモニタリングポイント
　処方薬①②③：排便の回数あるいは性状を確認することで効果を判定する
■副作用のモニタリングポイント
　処方薬①②：悪心など，表3（p.48）参照
　処方薬③：胃部不快感など，表3（p.48）参照

▶▶▶留意事項
※1 刺激性下剤は禁忌である．

❸ 直腸性便秘

処方例

直腸性便秘には浸透圧下剤①，刺激性下剤②または浣腸剤③を組み合わせて用いる．
　①重質酸化マグネシウム　　1回0.66g　1日3回　毎食後
　②センナ・センナジツ顆粒　1回0.5～1.0g　1日1～2回
　③グリセリン浣腸　　　　　1回10～150mL　直腸内注入

商品名
酸化マグネシウム：マグミット，マグラックス
センナ・センナジツ：アローゼン
グリセリン：グリセリン浣腸

処方解説◆評価のポイント

■処方目的
　処方薬①：便の軟化により排便しやすくする
　処方薬②：便の軟化，大腸の蠕動運動を亢進により排便しやすくする
　処方薬③：直腸の局所刺激により排便を促す
■主な禁忌症
　処方薬②：腸閉塞など，表3（p.48）参照
■効果のモニタリングポイント
　処方薬①②③：排便の回数あるいは性状を確認することで効果を判定する
■副作用のモニタリングポイント
　処方薬①②：高Mg血症，低K血症など，表3（p.48）参照
　処方薬③：腹痛など，表4（p.49）参照

服薬指導

❶ 機能性便秘の患者への生活指導

- 朝食後，便意がなくても必ずトイレへ行く．
- 朝起きたときに，冷たい水や牛乳を飲む．
- 運動，特に腹筋を使う運動，体の反り・ねじりなど腹部の体操を行う．
- 食物繊維と乳酸菌食品，野菜，果物，海藻，きのこ，豆，ヨーグルト，乳酸菌飲料などを積極的にとる．

❷ 浸透圧性下剤，膨張性下剤の服用

- 多めの水とともに下剤を服用する．

Chapter 7 下痢

学習のポイント

主な臨床症状
軟便，水様便，腹痛，しぶり腹，悪心・嘔吐がみられ，出血が伴う場合，血便，黒色便がみられる．
1. 運動亢進性下痢：多くは下腹部痛をともなう．
2. 分泌性下痢：絶食しても下痢が持続する．多くは水様便．
   ※細菌感染による場合：腹痛，発熱がみられる．
3. 浸透性下痢：腹痛，発熱などは顕著ではない．水様便である場合が多い．
4. 滲出性下痢：血便，しぶり腹，大腸炎にともなう発熱，下腹部痛を示す．

主な臨床症状
1. 高度な下痢の場合：脱水により赤血球数，ヘマトクリットや血中タンパクなどの見かけの上昇や電解質異常
2. 感染性の下痢：炎症関連（CRP，WBC など）の亢進

主な治療薬
1. 止瀉薬〈ベルベリン，ベルベリン・ゲンノショウコエキス，タンニン酸アルブミン，ロペラミド〉
2. 消化管用吸着薬〈天然ケイ酸アルミニウム〉
3. 乳糖分解酵素薬〈β-ガラクトシダーゼ〉
4. 整腸薬〈耐性乳酸菌，ラクトミン／酪酸菌／糖化菌，ビフィズス菌，次硝酸ビスマス〉
5. 麻薬〈アヘン，コデイン〉
6. 漢方薬〈五苓散，人参湯，半夏瀉心湯，真武湯，胃苓湯，啓脾湯〉

概要

下痢（diarrhea）は，便の水分が異常に増加した状態である．

通常，摂取した水分と消化管へ分泌された水分は，小腸および結腸で吸収されるが，何らかの原因により水分の吸収が少ないと下痢となる．症状の継続が 4 週間以内の急性下痢と 4 週間以上継続する慢性下痢に分けられる．

下痢の原因としては，ストレス，食事，薬剤性，感染症（ウイルス，細菌，真菌感染），症候性など多様である．急性下痢の多くは感染によるもので，慢性下痢はストレスによるものが多い．

また，その病態から下痢は，**運動亢進性下痢**，**分泌性下痢**，**浸透圧性下痢**，**滲出性下痢**の 4 つに分類される（表 1）が，これらが複合して発症する場合もある．

Word ▶ CRP
C 反応性タンパク
Creactive protein

Word ▶ WBC
白血球
white blood cell

● 疫学 ●
国民生活基礎調査（平成 25 年，厚生労働省）による下痢の有訴者は，人口 1,000 人当たりで，男性 19.8 人，女性 15.8 人であり，加齢による大きな変化は認められていない．

表1 下痢の分類

分類	発症機序	例
運動亢進性下痢	腸の運動が亢進し，大腸での水分液状便の通過が速くなり，便から十分な水分を吸収できなくなる	過敏性腸症候群，薬剤（PG製剤など）起因性，PG産生腫瘍，甲状腺機能亢進症など
分泌性下痢	細菌毒素や大腸菌毒素，非感染性による腸粘膜障害などにより腸管内に塩類・水分の分泌が亢進する	腸管感染症（コレラ，毒素産生型病原性大腸菌，腸炎ビブリオなど），ホルモン産生性腫瘍など
浸透圧性下痢	腸管内の非吸収性の溶質の存在により腸管内の浸透圧が上昇して腸管による水分吸収が抑制される	乳糖が腸管内に残り下痢を生じる乳糖不耐症，薬剤（Mg製剤，ソルビトールなど）起因性，アルコール多飲など
滲出性下痢	大腸粘膜障害の存在によって，水分の吸収阻害や水分の分泌が起こる	腸管障害型細菌感染症（細菌性赤痢，アメーバ赤痢，腸管出血性病原性大腸菌など），抗菌薬起因性，虚血性腸炎，潰瘍性大腸炎，クローン病など

臨床症状

一般に，消化器症状として，軟便，水様便，腹痛，しぶり腹，悪心・嘔吐がみられ，出血がともなう場合，血便，黒色便がみられる．さらに，水分欠乏をともなう場合は，口渇，立ちくらみなどの症状が認められる．

- 運動亢進性下痢：下腹部痛をともなう場合が多い．
- 分泌性下痢：細菌感染による場合は，腹痛，発熱がみられる．多くは水様便であり，絶食しても下痢が持続する．
- 浸透圧性下痢：腹痛，発熱は顕著ではなく，水様便であることが多い．
- 滲出性下痢：血便，しぶり腹，大腸炎にともなう発熱，下腹痛がある．

臨床検査

検査所見としては，高度な下痢の場合，脱水により赤血球数，ヘマトクリットや血中タンパク質などの見かけの上昇や電解質異常が認められる．

感染による下痢では炎症関連（CRP，WBC）の亢進がみられる．

診断

発症時期，排便回数，便の性状（硬さ，血液混入の有無），食歴，服薬歴，海外渡航歴，下痢を生じる他疾患の有無，既往歴，誘発因子，随伴症状（腹痛，

表2 下痢の分類とその原因

疾患	原因
運動亢進性下痢	精神的ストレス，暴飲暴食，消化不良，冷えなど
分泌性下痢	感染性，アレルギー性が多い（食あたり，水あたり，食物アレルギー（小麦，エビ，カニなど）など）
浸透圧性下痢	下剤やソルビトールやキシリトールなどの食品，暴飲暴食など
滲出性下痢	腸粘膜の障害

発熱，体重減少）を確認する．

その上で，鑑別診断のための検査として血液生化学検査，腹部X線検査や便培養，便潜血検査などを行う．慢性下痢では炎症性腸疾患，悪性腫瘍の鑑別のため消化管内視鏡検査，消化管造影検査も考慮する．

治療

下痢の治療においては原因疾患の治療と対症療法を行うが，下痢の原因と程度に応じて治療法を選択する．

急性下痢で，一過性の軽症の下痢の場合は，薬物治療よりも原因の除去と脱水や電解質異常の防止のために，電解質を含むスポーツ飲料などによる水分補給を行う．経口摂取が不可能な場合は，輸液により水分，電解質の補充を行う．

例えば，薬剤による下痢の場合は，原因となる薬剤と中止あるいは変更を行い，虚血性腸炎，潰瘍性大腸炎，クローン病のような慢性下痢では原因疾患の治療を行う．細菌性腸炎による場合は，対症療法で軽快する場合が多く，抗菌薬による薬物治療を必要とすることは少ない．

原因が明確でない場合は，対症療法としての薬物治療を行いながら原因を探る．食事についてはおかゆなどの消化の良いものを選択し，炭酸飲料などの刺激の強い飲み物は避ける．

治療薬

治療薬としては，下痢の原因と程度に応じて**止瀉薬**，**整腸薬**，**漢方薬**などが用いられる．細菌性腸炎による下痢の場合は，必要に応じて抗菌薬を用いるが，抗菌薬としてはニューキノロン系抗菌薬が第一選択となる．

❶ 止瀉薬

(1) ロペラミド

消化管輸送能抑制作用，腸蠕動抑制作用のほか，腸管腔内への水分，NaおよびClの分泌を抑制し，吸収を促進する．

(2) ベルベリン

胆汁分泌作用を有し，腸内細菌叢を正常な状態に保持して腸管内における病原菌の増殖を抑える殺菌作用を示す．また，腸の蠕動抑制作用や腸内腐敗，醱酵抑制作用を示す．

(3) タンニン酸アルブミン

腸で徐々にタンニン酸を遊離し，消化管粘膜に付着して被膜をつくり全腸管にわたって緩和な収れん作用[注1]を示す．ゲンノショウコエキス中にはタンニンが含まれている．

注1：タンパク質を変性させることにより組織や血管を縮める作用．

(4) 次硝酸ビスマス

ビスマスがタンパク質と結合することによる収れん作用のほか，粘膜面，潰

瘍面を被覆保護する作用を有し，腸内異常発酵によって生じた硫化水素と結合して硫化ビスマスとなって，その刺激を除く作用も有する．

注2：顔面蒼白，呼吸困難，血圧低下など

表3　止瀉薬

医薬品	禁忌	主な副作用	備考
ベルベリン	出血性大腸炎	便秘	長期・大量投与を避ける．【原則禁忌】細菌性下痢
ベルベリン/ゲンノショウコエキス配合			
タンニン酸アルブミン	出血性大腸炎，牛乳アレルギー，経口鉄剤投与中など	ショック注2，アナフィラキシー様症状，便秘，食欲不振	長期・大量投与を避ける．【原則禁忌】細菌性下痢【併用禁忌】経口鉄剤
ロペラミド	出血性大腸炎，抗生物質の投与にともなう偽膜性大腸炎，低出生体重児，新生児・6か月未満の乳児など	イレウス，巨大結腸，ショック，中毒性表皮壊死融解症，皮膚粘膜眼症候群，発疹，腹部膨満，腹部不快感，悪心，腹痛	主として肝代謝酵素CYP3A4やCYP2C8で代謝され，P-糖タンパク質（P-gp）の基質　眠気，めまいが起こることがあるので，自動車の運転など危険をともなう機械の操作に従事させない【原則禁忌】感染性下痢，潰瘍性大腸炎，6か月以上2歳未満の乳幼児

❷ 消化管用吸着薬

天然ケイ酸アルミニウムは，胃および腸管内における異常有害物質，過剰の水分または粘液などを吸着し除去する．結果的に収れん作用，止瀉作用を現す．

表4　消化管用吸着薬

医薬品	禁忌	主な副作用	備考
天然ケイ酸アルミニウム	腸閉塞，透析療法を受けている患者，出血性大腸炎	ショック，軽度の刺激感・下腹部痛，不快感，下痢	【原則禁忌】細菌性下痢

❸ 整腸薬

ラクトミンや酪酸菌などによる腸内細菌叢の正常化によって下痢を改善する．また，耐性乳酸菌は，抗生物質投与患者においてグラム陰性桿菌の異常増殖を抑制し，菌交代現象を防止して，腹部症状を改善する．

表5　整腸薬

医薬品	禁忌	主な副作用	備考
耐性乳酸菌	牛乳アレルギー，成分に対する過敏症	アナフィラキシー様症状，嘔吐	抗生物質，化学療法剤投与時の腸内細菌叢の正常化による症状改善
ラクトミン/酪酸菌/糖化菌			腸内細菌叢の正常化による症状改善
ビフィズス菌		腹部膨満感	腸内細菌叢の正常化による症状改善
次硝酸ビスマス	出血性大腸炎，慢性消化管通過障害または重篤な消化管潰瘍	長期連続で精神神経系障害（初期症状：不安，不快感，記憶力減退，頭痛，無力感，注意力低下，振せんなど），亜硝酸中毒（メトヘモグロビン血症，血圧降下，皮膚の紅潮），嘔気，食欲不振	精神神経系障害があらわれるおそれがあるので長期連続投与を避ける．原則として1か月に20日程度（1週間に5日以内）【原則禁忌】細菌性下痢

❹ 麻薬

アヘンなどの成分であるモルヒネが消化管の運動と分泌を抑制し，肛門括約筋の緊張を高め，止瀉作用を示す．

表6 麻薬

医薬品	禁忌	主な副作用	備考
アヘン	重篤な呼吸抑制，気管支喘息発作中，慢性肺疾患に続発する心不全，重篤な肝障害，痙攣状態，急性アルコール中毒，アヘンアルカロイドに対し過敏症，出血性大腸炎	連用による薬物依存，呼吸抑制，錯乱，譫妄，麻痺性イレウス，中毒性巨大結腸，不整脈，血圧変動	・激しい下痢症状の改善 ・眠気，眩暈が起こることがあるので，自動車の運転など危険をともなう機械の操作に従事させない 【原則禁忌】細菌性下痢 【禁忌】ジスルフィラム，シアナミド，カルモフール，プロカルバジン
コデイン		連用により薬物依存，呼吸抑制，錯乱，譫妄，無気肺，気管支痙攣，喉頭浮腫，不整脈，血圧変動，麻痺性イレウス，中毒性巨大結腸	激しい下痢症状の改善 【原則禁忌】細菌性下痢

❺ その他

乳糖分解酵素薬のβ-ガラクトシダーゼは，乳糖の分解消化吸収作用により乳糖不耐により生ずる下痢などを改善する．主な副作用としては，ショック（四肢冷感，顔面蒼白，チアノーゼ，下痢，腹部膨満，嘔吐など），発疹，腹部膨満感，嘔吐などがある．

その他に漢方薬を用いることがある．

表7 漢方薬

医薬品	禁忌	主な副作用	備考
五苓散	－	発疹，発赤，そう痒，肝機能異常	小児・乳児の下痢（咽喉がかわいて，水を飲むにも拘らず，尿量減少するもの）の改善
人参湯	アルドステロン症 ミオパシー 低カリウム血症	偽アルドステロン症，ミオパシー，発疹，蕁麻疹	貧血，冷え症で胃部圧重感あるいは胃痛があり，軟便または下痢の傾向があるもの，あるいはときに頭重や嘔吐をともなうものの改善
半夏瀉心湯		間質性肺炎注3，偽アルドステロン症注4，ミオパシー注5，肝機能障害，黄疸注6，発疹	胃部がつかえ，悪心や嘔吐があり，食欲不振で舌苔や胃部に水分停滞感があり，腹鳴をともなって下痢するもの，あるいは軟便や粘液便を排出するものの改善
真武湯	－	発疹，発赤，そう痒，蕁麻疹，心悸亢進，のぼせ	冷え，けん怠感が強く，めまいや動悸があって尿量減少し，下痢しやすいもので，顔面紅潮し，精神不安で，便秘の傾向に適応 ダイオウ含有製剤との併用による重複に注意
胃苓湯	－	偽アルドステロン症，ミオパシー，発疹，発赤，そう痒	水瀉性の下痢，嘔吐があり，口渇，尿量減少をともなうもの（食あたり，暑気あたり，冷え腹，急性胃腸炎，腹痛）の改善
啓脾湯	－	偽アルドステロン症，ミオパシー，発疹，発赤，そう痒	やせて，顔色が悪く，食欲がなく，下痢の傾向があるものの改善

注3：発熱，咳嗽，呼吸困難，肺音の異常など
注4：低カリウム血症，血圧上昇，浮腫，体重増加など
注5：脱力感，四肢痙攣・麻痺など
注6：AST，ALT，ALP，γ-GTPの上昇など

❻ 抗菌薬

細菌性腸炎による場合で，抗菌薬を必要とする場合は，ニューキノロン系を第一選択とする．ニューキノロン系抗菌薬は，DNA合成を阻害する殺菌的抗菌薬である．

表8　抗菌薬

医薬品	禁忌	主な副作用
レボフロキサシン	妊婦または妊娠している可能性のある婦人，小児など	ショック，TEN，SJS，横紋筋融解症，重症筋無力症の悪化，痙攣，QT延長，心室頻拍，過敏性血管炎，急性腎不全，間質性腎炎，劇症肝炎，肝機能障害，低血糖，汎血球減少症，無顆粒球症，間質性肺炎，偽膜性大腸炎，腱障害，精神症状，下痢，悪心，発疹など
シプロフロキサシン	妊婦または妊娠している可能性のある婦人，小児，ケトプロフェン・チザニジン投与中など	ショック，TEN，SJS，横紋筋融解症，重症筋無力症の悪化，痙攣，QT延長，心室頻拍，血管炎，急性腎不全，間質性腎炎，劇症肝炎，肝機能障害，低血糖，汎血球減少症，無顆粒球症，間質性肺炎，偽膜性大腸炎，腱障害，精神症状，下痢，胃不快感，嘔気，食欲不振，発疹など

薬物療法

運動亢進性下痢では腸管蠕動運動抑制薬による治療が第一選択となり，症状によって整腸薬や収斂薬を併用する．

感染性の細菌による下痢では，抗菌薬による治療が優先され，腸管蠕動運動抑制薬による治療は菌を体内に残すことになり，適当でない．

❶ 運動亢進性下痢

処方例

腸の動きを抑える目的で腸管運動抑制作用を有する止瀉薬を選択する．
①を単剤で投与し，症状により②または③を併用する．
　①ロペラミドCap 1mg　1回1〜2Cap　1日2回
　②タンニン酸アルブミン　1回1g　1日3〜4回
　③ラクトミン／酪酸菌／糖化菌散　1回0.5〜1g　1日3回

商品名
ロペラミド：ロペミン
タンニン酸アルブミン：タンナルビン
ラクトミン／酪酸菌／糖化菌：ビオスリー

処方解説◆評価のポイント

■処方目的
　処方薬①：腸管の運動を抑制し，症状を改善
　処方薬②：収れん作用によって，さらに症状を改善
　処方薬③：整腸作用によって，さらに症状を改善
■主な禁忌症
　処方薬①：出血性大腸炎など，表3（p.55）参照
　処方薬②：出血性大腸炎，牛乳アレルギーなど，表3（p.55）参照
■効果のモニタリングポイント
　処方薬①②③：排便の回数あるいは性状を確認することで効果を判定する
■副作用のモニタリングポイント
　処方薬①②：ショックなど，表3（p.55）参照

Chapter 7 下痢

❷ 軽症の分泌性下痢（感染性の下痢）

処方例

通常，感染性よる下痢では，脱水や症状に対する対症療法で対応可能である．殺菌作用を有する①，吸着作用を有する②を短期間，単剤あるいは併用し，症状により整腸薬の③を併用して対応する．
　①ベルベリン塩化物水和物／ゲンノショウコエキス配合錠 500 mg　1回2錠　1日3回
　②天然ケイ酸アルミニウム末　1回1～2g　1日3～4回
　③ビフィズス菌微粒　1回1g　1日3回

商品名
ベルベリン：フェロベリン
天然ケイ酸アルミニウム：アドソルビン
ビフィズス菌：ラックB

処方解説◆評価のポイント

■処方目的
　処方薬①：原因菌を殺菌する
　処方薬②：吸着作用により，原因物質の除去を図り，症状を改善
　処方薬③：整腸作用によって，さらに症状を改善
■主な禁忌症
　処方薬①：出血性大腸炎など，表3（p.55）参照
　処方薬②：腸閉塞など，表4（p.55）参照
　処方薬③：特になし
■効果のモニタリングポイント
　処方薬①②③：下痢の回数あるいは性状を確認することで効果を判定する
■副作用のモニタリングポイント
　処方薬①：便秘など，表3（p.55）参照
　処方薬②：下腹部痛など，表4（p.55）参照
　処方薬③：腹部膨満感，表5（p.55）参照

❸ 浸透圧性下痢

処方例

下剤や食品による場合が多く，絶食や原因食品などの中止で対応可能であるが，整腸薬や収斂成分を有する薬剤を投与することで対応することもある．
①に，症状により②を併用する．
　①ビフィズス菌微粒　1回1g　1日3回
　②タンニン酸アルブミン　1回1g　1日3～4回

商品名
ビフィズス菌：ラックB
タンニン酸アルブミン：タンナルビン

処方解説◆評価のポイント

■処方目的
　処方薬①：整腸作用により症状を改善
　処方薬②：収斂作用により症状を改善
■主な禁忌症
　処方薬②：運動亢進性下痢の処方解説（p.57）参照．
■効果のモニタリングポイント
　処方薬①②：下痢の回数あるいは性状を確認することで効果を判定する
■副作用のモニタリングポイント
　処方薬①：分泌性下痢の処方解説（p.58）参照
　処方薬②：運動亢進性下痢の処方解説（p.57）参照

服薬指導

❶ 下痢発症中の留意事項
- 下痢時には，脱水とそれにともなう電解質異常を予防するため，スポーツ飲料などを積極的に摂取する．

❷ 治療薬
- 治療薬の副作用症状が，出現した場合は，相談する．
- 止瀉薬を服用後，3日ほど経過しても症状などの改善が見られない場合は，医師・薬剤師に相談すること．
- 浸透圧性下痢の場合は，原因物質を摂取しない．

❸ 症状改善にともなう食事の開始
- 下痢症状が改善してきたら，消化の良い食事から開始し，肉類，脂肪類は避ける．

Chapter 8 悪心・嘔吐

学習のポイント

主な臨床症状
- 発汗，唾液分泌，顔面蒼白，脈拍微弱，徐脈，頻脈，血圧変動，めまいなどの症状を伴うことがある．
- 原因疾患がある場合は，その疾患による症状を伴う．
- 特に，悪心は「むかむかする」「気持ちが悪い」などの訴えがある．
- 悪心の後に嘔吐するか，嘔吐に伴って悪心がすることが多い．

主な治療薬
1. 末梢性ドパミン D_2 受容体拮抗薬〈ドンペリドン，メトクロプラミド，イトプリド〉
2. 中枢性ドパミン D_2 受容体拮抗薬〈プロクロルペラジン，クロルプロマジン〉
3. 5-HT_4 受容体作動薬〈モサプリド〉
4. 5-HT_3 受容体拮抗薬〈アザセトロン，パロノセトロン，オンダンセトロン，グラニセトロン，インジセトロン，ラモセトロン〉
5. 選択的 NK_1 受容体拮抗薬〈アプレピタント，ホスアプレピタントメグルミン〉
6. H_1 受容体拮抗薬〈ジメンヒドリナート，ジフェンヒドラミン/ジプロフィリン〉

概要

悪心（nausea）は，消化管内容物を吐き出したいという咽頭，前胸部に感じられる主観的な不快感であり，嘔吐（vomiting）は消化管内容物が食道，口腔から吐き出されることである．

悪心・嘔吐は，胃潰瘍，十二指腸など消化器領域に多く認められる．嘔吐に関しては，延髄網様体にある嘔吐中枢と第4脳室底にある**化学受容器引金帯（CTZ）**が調節中枢となっている．嘔吐中枢の刺激経路は，消化管や身体各部から求心性迷走神経や交感神経を介するもの，中枢神経の高位中枢からのもの，脳圧亢進，脳循環障害などの直接的なもの，代謝異常，中毒などによるCTZを介するものがある．したがって種々の疾患とともに心理的な要因によっても起こりうる．

Word ▶ CTZ
chemoreceptor trigger zone

臨床症状・検査

悪心では，「むかむかする」「気持ちが悪い」などの症状の訴えがあり，嘔吐に先行するか嘔吐にともなうことが多い．

嘔吐中枢の近くには呼吸中枢，血管運動中枢，消化管運動中枢，唾液分泌中枢，前庭神経核などがある．そのため，悪心・嘔吐には発汗，唾液分泌，顔面蒼白，脈拍微弱，徐脈，頻脈，血圧変動，めまいなどの症状をともなう．

また，悪心・嘔吐の原因疾患がある場合，その疾患による症状をともなう．

診断

悪心・嘔吐を来す疾患には，表1，表2のようにさまざまなものが考えられるこれらを念頭におき，前駆症状の有無，嘔吐の出現する時間，随伴症状の有無，吐物性状や量など，問診，視診，触診などより原因疾患の鑑別を行う．必要に応じてCTやMRI検査を行う．一般に，突然の嘔吐は中枢性で，悪心や腹部症状をともなう場合は末梢性であるとされている．また，身体機能が比較的良好で体重減少などが認められないわりに頻度や重症度が高い場合は心理的・精神的要因が原因にあることが多い．

表1 中枢性嘔吐をともなう疾患

脳圧亢進	頭部外傷，脳腫瘍，脳内出血，くも膜下出血など
脳循環障害	ショック，脳梗塞，片頭痛，髄膜炎など
代謝異常	肝不全，尿毒症，糖尿病性ケトアシドーシス，電解質異常，妊娠中毒など
内分泌疾患	甲状腺疾患，副腎機能不全など
中毒	ジギタリス，モルヒネ，アミノフィリン，抗がん剤，毒物（重金属など）など
精神的要因	神経症，ヒステリー，うつ病，ストレス，周期性嘔吐（小児），視覚・臭覚的刺激など

表2 末梢性嘔吐をともなう疾患

消化器疾患	食道炎，急性胃炎，急性腸炎，急性虫垂炎（穿孔），胃・十二指腸潰瘍（穿孔），食中毒，腸閉塞，胆石症，急性肝炎，急性膵炎，幽門狭窄，イレウスなど
泌尿器疾患	尿管結石，腎結石，腎盂炎など
婦人科疾患	子宮付属器炎，月経前症候群，更年期障害など
心疾患	狭心症，心筋梗塞，うっ血性心不全など
耳科疾患	中耳炎，乗り物酔いなど
眼疾患	緑内障など
その他	激しい咳発作，妊娠，食品アレルギーなど

治療

悪心・嘔吐の原因を鑑別し，原疾患に対する治療を行うことが原則であるが，症状緩和のための対症療法（薬物治療）を行うことも必要である．対症療法としては，**制吐薬**や**消化管運動促進薬**が用いられる．

治療薬

悪心・嘔吐に関与するCTZおよび嘔吐中枢には種々の受容体が存在する．CTZにはドパミンD_2，セロトニン$5-HT_3$受容体，ニューロキニン1（NK_1）受容体，嘔吐中枢にはムスカリンM_1，ヒスタミンH_1，セロトニン（$5-HT_2$，$5-HT_3$）受容体が分布している．そのため治療薬としては，その拮抗薬が多い．

❶ 制吐薬

末梢性ドパミンD_2受容体拮抗薬，$5-HT_4$受容体作動薬，$5-HT_3$受容体拮抗薬，中枢神経の選択的ニューロキニン1（NK_1）受容体拮抗薬，抗ヒスタミン薬，中枢性D_2受容体拮抗薬などがある（表3）．

表3 主な悪心・嘔吐治療薬

分類	医薬品	禁忌，主な副作用など
5-HT$_4$受容体作動薬	モサプリド	【重大】劇症肝炎，肝機能障害，黄疸 【その他】下痢・軟便，口渇，倦怠感，好酸球増多，中性脂肪の上昇
末梢性D$_2$受容体拮抗薬	イトプリド	【重大】ショック，アナフィラキシー，肝機能障害，黄疸 【その他】下痢，腹痛，便秘，錐体外路症状，PRL上昇，女性化乳房
	ドンペリドン	【禁忌】妊婦または妊娠している可能性のある婦人，消化管出血，機械的イレウス，消化管穿孔，PRL分泌性の下垂体腫瘍 【重大】アナフィラキシー，錐体外路症状（上肢の伸展，振戦，筋硬直など），意識障害，痙攣，肝機能障害，黄疸 【その他】下痢，便秘，胸やけ，嘔吐などの消化器系，乳汁分泌，女性化乳房
	メトクロプラミド	【禁忌】褐色細胞腫の疑い，消化管出血，穿孔または器質的閉塞，成分過敏症 【重大】ショック，アナフィラキシー，悪性症候群，意識障害，痙攣，遅発性ジスキネジア 【その他】錐体外路症状，無月経，乳汁分泌，女性型乳房
5-HT$_3$受容体拮抗薬	アザセトロン	【重大】ショック，アナフィラキシー 【その他】頭痛，発熱，便秘，下痢，ALT・AST上昇
	パロノセトロン	【重大】ショック，アナフィラキシー 【その他】便秘，頭痛，血管痛，ALT上昇
	オンダンセトロン	【重大】ショック，アナフィラキシー，てんかん様発作
	グラニセトロン	【重大】ショック，アナフィラキシー 【その他】肝機能障害，便秘，LDH上昇
	インジセトロン	【その他】体温上昇，頭痛，下痢，AST・ALT・γ-GTP上昇
	ラモセトロン	【重大】ショック，アナフィラキシー 【その他】肝機能異常
選択的NK$_1$受容体拮抗薬	アプレピタント	【重大】SJS，穿孔性十二指腸潰瘍，ショック，アナフィラキシー 【その他】しゃっくり，AST・ALT上昇，便秘，食欲不振，尿タンパクおよびBUN上昇
	ホスアプレピタントメグルミン	【重大】皮膚粘膜眼症候群，穿孔性十二指腸潰瘍，ショック，アナフィラキシー 【その他】便秘，AST・ALT・γ-GTP上昇，しゃっくり，注入部位疼痛・滴下投与部位痛，尿タンパク，注入部位紅斑
H$_1$受容体拮抗薬	ジフェンヒドラミン/ジプロフィリン	【禁忌】緑内障，前立腺肥大など下部尿路に閉塞性疾患 【その他】眠気，けん怠感，口渇
	ジメンヒドリナート	【禁忌】モノアミン酸化酵素阻害剤を使用中 【その他】眠気，頭痛，手足のしびれ，手指の振戦，めまい，胸やけ，胃痛
中枢性D$_2$受容体拮抗薬	プロクロルペラジン	【禁忌】昏睡状態，循環虚脱状態，中枢神経抑制剤の強い影響下，アドレナリンを投与中 【重大】悪性症候群，突然死，再生不良性貧血，無顆粒球症，白血球減少，麻痺性イレウス，遅発性ジスキネジア，SIADH，眼障害，SLE様症状，肺塞栓症，静脈血栓症 【その他】過敏症状，パーキンソン症候群，ジスキネジア，ジストニア，白血球減少症，顆粒球減少症，口渇，鼻閉，倦怠感
	クロルプロマジン	【禁忌】昏睡状態，循環虚脱状態，中枢神経抑制剤の強い影響下，アドレナリン投与中 【重大】悪性症候群，突然死，心室頻拍，再生不良性貧血，溶血性貧血，無顆粒球症，白血球減少，遅発性ジスキネジア，遅発性ジストニア，SIADH，眼障害，SLE様症状，肝機能障害，黄疸，横紋筋融解症，肺塞栓症，静脈血栓症 【その他】錐体外路症状，女性化乳房，乳汁分泌

(1) 末梢性ドパミン D_2 受容体拮抗薬

イトプリドは，D_2 受容体拮抗作用に基づくアセチルコリン（ACh）遊離促進とアセチルコリンエステラーゼ（AChE）阻害による消化管運動亢進，制吐作用を有する．

メトクロプラミドやドンペリドンは，消化管に存在するドパミン D_2 受容体と拮抗することにより，副交感神経からアセチルコリンを遊離し，消化管の運動を亢進して制吐作用を示す．

(2) 5-HT_4 受容体作動薬

モサプリドは，5-HT_4 受容体に選択的に作用し，ACh 遊離による消化管運動促進，制吐作用を示す．

(3) 5-HT_3 受容体拮抗薬

アザセトロン，パロノセトロン，オンダンセトロン，グラニセトロン，インジセトロン，ラモセトロンがある．腸管粘膜の求心性の腹部迷走神経にある 5-HT_3 受容体および CTZ の 5-HT_3 受容体を阻害することによってセロトニンの遊離を抑制し，制吐作用を示す．抗悪性腫瘍薬（抗癌剤）による嘔気・嘔吐に対して有効である．

(4) 選択的 NK_1 受容体拮抗薬

アプレピタントとそのプロドラッグであるホスアプレピタントメグルミンがある．ホスアプレピタントメグルミンは，代謝されてアプレピタントとなり，ニューロキニン1（NK_1）受容体拮抗作用によって制吐作用を示す．

(5) ヒスタミン H_1 受容体拮抗薬

抗ヒスタミン薬は内耳疾患や乗り物酔いなど体動時における悪心・嘔吐に有効である．ジフェンヒドラミン／ジプロフィリンに含有されているジフェンヒドラミンは嘔吐中枢に作用し，その興奮を抑制する[注1]．ジメンヒドリナートは，迷路機能亢進の抑制作用によって動揺を抑制[注1]する．

注1：動揺による悪心・嘔吐を抑制する

(6) 中枢性ドパミン D_2 受容体拮抗薬

プロクロルペラジンやクロルプロマジンは，CTZ におけるドパミン D_2 受容体を拮抗して制吐作用を示す．

薬物療法

病歴の注意深い聴取や検査により悪心・嘔吐の原因疾患を確定し，原因疾患を治療することが症状の消失につながるが，症状緩和のための対症療法を行う．

❶ 悪心・嘔吐に対する対症療法

対症療法薬としては，D_2 受容体拮抗薬や 5-HT_4 受容体作動薬などを用いるが，経口可能か否かを判断して剤形（投与経路）を選択する．

Chapter 8　悪心・嘔吐

処方例

①〜③のいずれかを処方する．急性胃粘膜病変や潰瘍が合併する場合は，H_2受容体拮抗薬（例えば④）やPPI（例えば⑤）のいずれかを併用する

① ドンペリドン錠 10 mg　　1回1錠　1日3回　毎食前
② モサプリド錠 5 mg　　　　1回1錠　1日3回　毎食後
③ メトクロプラミド錠 5 mg　1回1錠　1日3回　毎食前
④ ファモチジン錠 20 mg　　 1回1錠　1日2回　朝夕食後
⑤ オメプラゾール錠 20 mg　 1回1錠　朝食後

商品名
ドンペリドン：ナウゼリン
モサプリド：ガスモチン
メトクロプラミド：プリンペラン
ファモチジン：ガスター
オメプラゾール：オメプラール

処方解説◆評価のポイント

■処方目的
　処方薬①②③：対症療法として悪心・嘔吐の改善
　処方薬④⑤：原因となる急性胃粘膜病変や潰瘍の改善
■主な禁忌症
　処方薬①③：妊婦など，表3（p.62）参照
　処方薬⑤：アザナビル・リルピビリン投与中
■効果のモニタリングポイント
　処方薬①②③④⑤：悪心・嘔吐市場の消失
■副作用のモニタリングポイント
　処方薬①②③：肝機能障害，錐体外路症状など，表3（p.62）参照
　処方薬④：QT延長，間質性肺炎，汎血球減少，SJS，肝機能障害など
　処方薬⑤：汎血球減少，肝機能障害，TEN，SJS，急性腎不全，横紋筋融解症など

処方例

経口での服用が困難な場合，①〜②のいずれかを処方する．
① ドンペリドン坐薬 60 mg　　1回1個　1日2回　朝・夕
② メトクロプラミド注 10 mg　 1回10 mg　1日1〜2回　筋注または静注

商品名
ドンペリドン：ナウゼリン
メトクロプラミド：プリンペラン

処方解説◆評価のポイント

■処方目的
　処方薬①②：対症療法として悪心・嘔吐の改善
■主な禁忌症
　処方薬①②：消化管出血など，表3（p.62）参照
■効果のモニタリングポイント
　処方薬①②：悪心・嘔吐症状の消失
■副作用のモニタリングポイント
　処方薬①②：アナフィラキシー，錐体外路症状など，表3（p.62）参照

❷ 癌化学療法（シスプラチンなどの抗癌剤）の場合

　癌化学療法（シスプラチンなどの抗癌剤）による突出的な悪心・嘔吐では，「制吐薬適正使用ガイドライン1」により催吐性リスク別に治療薬が**表4**のように推奨されている．

表4 化学療法レジメンの催吐性リスク別治療薬選択

催吐性リスク	悪心・嘔吐に対する治療薬選択
高度催吐性リスク	①②③を併用 ① NK_1 受容体拮抗薬(アプレピタント 125 mg)経口投与 ② 5-HT_3 受容体拮抗薬 ③ デキサメタゾン 12 mg(注射薬:9.9 mg)
中程度催吐性リスク	①②を併用 ① 5-HT_3 受容体拮抗薬 ② デキサメタゾン 8〜12 mg(注射薬:6.6〜9.9 mg)
軽度催吐性リスク	① デキサメタゾン 4〜8 mg(注射薬:3.3〜6.6 mg)単独 状況に応じ②または③を投与 ② プロクロルペラジン ③ メトクロプラミド

処方例

経口投与可能な場合,①〜③のいずれかを処方する.
　①オンダンセトロン口腔内速溶錠 4 mg　1回1錠　1日1回(5日以内)
　②アザセトロン錠 10 mg　1回1錠　1日1回(5日以内)
　③グラニセトロン錠 2 mg　1回1錠　1日1回　投与期間は6日間

商品名
オンダンセトロン:ゾフラン
アザセトロン:セロトーン
グラニセトロン:カイトリル

処方解説◆評価のポイント

■処方目的
　処方薬①②③:催吐性を有する癌化学療法において突出性の悪心・嘔吐の改善
■効果のモニタリングポイント
　処方薬①②③:悪心・嘔吐症状の消失あるいは予防.
■副作用のモニタリングポイント
　処方薬①②③:アナフィラキシーなど,表3(p.62)参照

処方例

経口投与が困難な場合,①②のいずれかを処方する.
　①パロノセトロン注 0.75 mg　1回 0.75 mg　1日1回　静注
　②ラモセトロン注 0.3 mg　1回 0.3 mg　1日1〜2回　静注

商品名
パロノセトロン:アロキシ
ラモセトロン:ナゼア

処方解説◆評価のポイント

■処方目的
　処方薬①②:催吐性を有する癌化学療法において突出性の悪心・嘔吐の改善
■効果のモニタリングポイント
　処方薬①②:悪心・嘔吐症状の消失あるいは予防
■副作用のモニタリングポイント
　処方薬①②:ショックなど,表3(p.62)参照

服薬指導

1 嘔吐の対症療法の場合

- 嘔吐時には,脱水とそれにともなう電解質異常を予防するため,スポーツ飲料などを摂取する.

- 治療薬の副作用症状について十分説明し，出現時には医師・薬剤師に相談すること．

❷ 癌化学療法による場合

(1) 患者・家族へ

　制吐薬を予防的に処方する場合，事前に制吐薬の効果・副作用や以下を説明する．
- 悪心・嘔吐の出現時には，追加で服用できる．
- 食事についても刺激が少なく，消化のよいもので自分の嗜好に合わせた食事をし，無理して食べず，少量ずつ，摂取できるときに摂取する．

(2) 特に家族に対して
- 癌化学療法を受けている患者は，不安を抱える場合が多く，不安により悪心・嘔吐も現れやすくなるため，不安を軽減するように支援する．

Chapter 9

痔

学習のポイント

主な臨床症状
1. 痔核：内痔核では出血，脱出．外痔核では激しい疼痛，血栓性外痔核や嵌頓痔核は痛みが中心．
2. 裂肛：排便時および排便後に持続的な疼痛を生じる．少量の出血が見られる．
3. 痔瘻：肛門周囲膿瘍では肛門周囲に激しい疼痛を生じ，発熱を伴うことがある．
   痔瘻では膿が出ると，膿により肛門周囲は皮膚炎，ただれ，かゆみ，痛みを生じる．

主な検査所見
1. 痔瘻：WBC 増加，CRP 上昇（炎症所見）

主な治療薬
1. 外用薬
   1) 副腎皮質ステロイド薬
   2) 非副腎皮質ステロイド薬〈次没食子酸ビスマス，トリベノシド〉
   ※痛みに対して：局所麻酔薬（ジブカイン，リドカイン，アミノ安息香酸エチルなど）含有．
2. 内服薬〈ブロメライン／トコフェロール酢酸エステル，静脈血管叢エキス，パラフレボン／センナ末／イオウ／酒石酸水素カリウム，メリロート，トリベノシド〉
3. 内痔核に対する硬化療法剤〈硫酸アルミニウムカリウム水和物／タンニン酸，フェノール〉
4. 緩下薬〈酸化マグネシウム〉

概要

痔（chemorrhoids）は，肛門や肛門周辺に起こる疾患で痔核，裂肛，痔瘻に分けられる（図1）．

> ● 疫学 ●
> 有病率は，肛門疾患においては痔核が最も多く，51〜68％，裂肛が9〜25％，痔瘻が5〜18％との報告がある．痔核は45〜65歳で有病率が高く，裂肛は若年者に多く，女性に多い．また，痔瘻も30〜40歳代の若い世代に多いとされている．

Word WBC
白血球数
white blood cell

Word CRP
C 反応性タンパク
C-reaction protein

❶ 痔核

いわゆる「いぼ痔」といわれるもので，肛門管に分布する上下直腸静脈叢がうっ血により静脈瘤状に膨らんだ状態で，内痔核と外痔核に分類される．内痔核は，歯状線（直腸と肛門のつなぎ目）より上の内痔静脈叢から発生したもので，外痔核は外痔静脈叢から発生したものである．原因としては排便や出産時の怒責などが多く，その他，門脈圧の亢進などでも生じる．

❷ 裂肛

いわゆる「切れ痔」といわれるもので，歯状線から肛門皮膚縁までの肛門上皮に生じた裂創である．硬便が原因となることが多い．

❸ 痔瘻

肛門周囲膿瘍が自潰もしくは切開排膿し，痔管を形成して長期間排膿を繰り返すようになったものである．肛門周囲膿瘍は，細菌（大腸菌やブドウ球菌が多い）が歯状線上の肛門陰窩から侵入して肛門腺へ化膿性炎症が波及したものである．したがって，痔瘻の原因は細菌感染である．

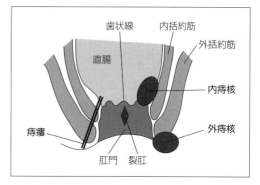

図1 痔の病変の模式図

臨床症状・検査

❶ 痔核

内痔核では出血，脱出がみられる．知覚神経がない部分に発生するため疼痛をともなうことは少ない．一方，**外痔核**では体性神経が多い部分に発生するため激しい疼痛を生じる．血栓性外痔核や嵌頓痔核は痛みが中心となる．

❷ 裂肛

排便時および排便後に持続的な疼痛を生じ，少量の出血がみられる．

❸ 痔瘻

肛門周囲膿瘍では肛門周囲に激しい疼痛を生じ，発熱をともなうことがある．膿が排出されると症状が治まるが，痔瘻となり，膿が出るようになると膿により肛門周囲は皮膚炎，ただれ，かゆみ，痛みを生じる．

診断

診断のためには問診により発症時期，症状，期間，排便状況，内服薬の有無，女性であれば妊娠・分娩歴などを確認する．

検査としては肛門部の視診・触診に加えて直腸診，肛門鏡検査を行う．

❶ 痔核

臨床症状とともに肛門視診により痔核の脱出，腫脹の程度，出血の有無を確認する．直腸診では痔核の腫脹の程度，ほかの直腸肛門病変の有無，便の性状をみる．肛門鏡では痔核を確認し脱出の程度をみる．下血をきたす疾患との鑑別診断をする必要である．**内痔核**ではGoligher分類が示され，治療方針の目安とする．また，血栓を有する**外痔核**の場合は，視診で凝血塊が確認できる．

表1 Goligher分類

1度	肛門鏡で軽度に腫脹が見られるが，排便時でも，脱出することはない．わずかな出血がある．
2度	排便時に脱出するが，自然に戻る．
3度	排便時に脱出し，自然には戻らないが，手で戻すことができる．
4度	常に脱出しており，手で戻すこともできない

❷ 裂肛

臨床症状とともに視診・触診，肛門鏡で裂創を確認する．ベーチェット病，潰瘍性大腸炎，クローン病，直腸肛門部の悪性腫瘍などの疾患による肛門部の潰瘍病変などとの鑑別が必要である．

❸ 痔瘻

臨床症状とともに視診・触診で直腸壁に限局した硬結と圧痛，波動が確認されれば確定できる．膿瘍が表在性であれば皮膚の発赤が認められる．また，血液検査で炎症所見として白血球の増加などが見られる．確定診断にCT，MRI，肛門超音波検査が必要になる場合もある．

治療

❶ 痔核

基本的に薬物治療が第一選択となるが，保存療法として規則正しい排便習慣や排便時には怒責をさける，肛門部を清潔に保つなどの指導や食生活の改善などの指導により症状を悪化させないようにすることも必要である．

また，脱出をともなう内痔核では硬化療法（ALTA療法）が適応となる．Goligher分類3度以上の内痔核では外科的療法（結紮切除術など）が選択されるが，肛門痛が激しい場合や薬物治療が奏功しない場合は，手術療法を検討する．

Word ▶ ALTA
aluminum potassium sulfate hydrate tannic acid

❷ 裂肛

急性期で表在性のものは保存療法（便通の調節，疼痛の除去，肛門部を清潔に保つなど）や薬物治療を行うが，狭窄があるものや慢性的なものに対しては外科的治療（内括約筋切除術）を検討する．

❸ 痔瘻

早期に切開排膿を行うことが望ましく，全瘻管を切開する切開開放術を行う．

治療薬

治療薬としては痛みや出血，かゆみなどの症状に対する外用薬や内服薬と内

痔核に対する硬化療法薬が用いられる.

❶ 外用剤

外用剤には**副腎皮質ステロイド薬**と**非副腎皮質ステロイド薬**がある．また，痛みに対しては，**局所麻酔薬**（ジブカイン，リドカイン，アミノ安息香酸エチルなど）が有効である（表2）．

(1) 副腎皮質ステロイド薬

抗炎症作用によって腫脹，疼痛，出血などの症状に対して効果を有する．

(2) 非副腎皮質ステロイド薬

非副腎皮質ステロイド薬には，次没食子酸ビスマスやトリベノシドが含有されている．

①次没食子酸ビスマス：収斂作用を有し，出血を止め，創面を保護する．
②トリベノシド：循環障害改善作用を有し，直腸粘膜血流量低下を抑制するほか，抗浮腫作用，創傷治癒促進作用を有する．

表2 治療薬（外用剤）

適応	医薬品		作用機序	投与禁忌	備考
痔核	副腎皮質ステロイド薬	ジフルコルトロン吉草酸エステル/リドカイン	抗炎症作用，鎮痛作用	局所に結核性・化膿性または梅毒性感染症・ウイルス性疾患・真菌症	おおむね1週間の使用を目処とする．（臨床効果および副作用の程度にて継続使用を考慮）
痔核・裂肛		ヒドロコルチゾン/フラジオマイシン/ジブカイン/エスクロシド	ヒドロコルチゾン，エスクロシド：抗炎症作用 ジブカイン：鎮痛作用 エスクロシド：止血作用 フラジオマイシン：抗菌作用		感作されたことを示す兆候（そう痒，発赤，腫脹，丘疹，小水疱など）があらわれた場合には使用を中止すること
		大腸菌死菌浮遊液/ヒドロコルチゾン	ヒドロコルチゾン：抗炎症作用 大腸菌死菌浮遊液：局所感染防御作用，創傷治癒促進作用		
	非副腎皮質ステロイド薬	次没食子酸ビスマス/リドカイン/アミノ安息香酸エチル	次没食子酸ビスマス：止血作用，創面保護作用 リドカイン，アミノ安息香酸エチル：鎮痛作用	乳幼児	長期連続投与を避け，原則として20日程度/月(5日以内/週)の投与にとどめる
		大腸菌死菌浮遊液	局所感染防御作用，創傷治癒促進作用		
内痔核		トリベノシド/リドカイン	トリベノシド：抗浮腫作用，創傷治癒促進作用，循環障害改善作用 リドカイン：表面麻酔作用		

❷ 内服薬

内服薬としては，次の薬が用いられる（表3）．

(1) トリベノシド

循環障害改善作用（微細循環障害抑制作用，血栓・出血抑制作用，門脈流量低下状態改善作用），抗浮腫作用，創傷治癒促進作用をもつ．

(2) ブロメライン/トコフェロール酢酸エステル

抗炎症作用や末梢循環改善作用をもつ．

(3) パラフレボン/センナ末/イオウ/酒石酸水素カリウム

抗炎症作用，緩下作用，静脈瘤内血液の凝固促進作用をもつ．

(4) 静脈血管叢エキス

循環機能調節作用，抗炎症・抗浮腫作用，組織修復作用，線溶能亢進作用をもつ．

(5) メリロート

抗炎症作用，血管透過性亢進抑制作用をもつ．

表3 治療薬（内服剤）

適応	医薬品	作用機序	副作用
内痔核	トリベノシド	循環障害改善作用 抗浮腫作用，創傷治癒促進作用	多形紅斑，発疹，腹痛，下痢など
痔核・裂肛	ブロメライン/トコフェロール酢酸エステル	・創傷治癒作用 ・ブロメライン：抗炎症作用・抗浮腫作用・フィブリン溶解作用，凝塊溶解作用	下痢，胃腸障害，口腔内不快など
痔核（出血，疼痛，腫脹，痒感）	パラフレボン/センナ末/イオウ/酒石酸水素カリウム	抗炎症作用（センナ末，イオウ，酒石酸水素カリウムの併用で増強），毛細血管透過性の抑制作用，静脈瘤内血液の凝固促進作用	下痢，胃部不快感など
	メリロート	抗炎症作用，血管透過性亢進抑制作用，血管腫脹抑制作用	

❸ 内痔核に対する治療薬

内痔核に対する硬化療法においては内痔核硬化療法剤として硫酸アルミニウムカリウム水和物/タンニン酸注射液（ALTA注射液）やフェノール注射液が用いられる．

表4 硬化療法薬（注射薬）

適応	医薬品	作用機序	用法用量	投与禁忌
脱出をともなう内痔核	硫酸アルミニウムカリウム水和物/タンニン酸	・壊死をともなう急性炎症惹起後の肉芽形成および線維化による痔核の硬化退縮・血管透過性亢進による血流量減少作用による痔核の出血症状の改善	2％溶液として9〜13 mLを分割して①痔核上極部の粘膜下層②痔核中央部の粘膜下層③痔核中央部の粘膜固有層④痔核下極部の粘膜下層の四段階注射法	嵌頓痔核
内痔核	フェノール	静脈瘤様の上痔静脈を圧迫閉塞させ，速やかな止血，縮小，繊維組織化による硬化委縮	1部位（粘膜下）に1回1〜3 mL注射	肛門（歯状線より下方），直腸下部の粘膜下以外の部位

薬物療法

外科療法の必要のない痔核や裂肛にともなう痛みや出血，かゆみなどの症状に対して坐薬，軟膏，内服薬を用いる．薬物治療にて効果が見られない場合は硬化療法や外科的療法を考慮する．また，便秘や硬便がある場合には**緩下剤**（酸化マグネシウムなど）を投与する．

❶ 急性期で痔核腫脹の激しい痔

処方例

ステロイド含有軟膏が第一選択となり，①〜③のいずれかを処方する．
また，症状によっては④，⑤のいずれかの内服薬を併用する
　①ジフルコルトロン吉草酸エステル/リドカイン軟膏2g　1回1個　1日2回（朝排便後，夕入浴後）
　②大腸菌死菌浮遊液/ヒドロコルチゾン軟膏2g　1回1個　1日2回（朝排便後，夕入浴後）
　③ヒドロコルチゾン/フラジオマイシン/ジブカイン/エスクロシド軟膏2g　1回1個　1日2回（朝排便後，夕入浴後）
　④パラフレボン/センナ末/イオウ/酒石酸水素カリウム配合錠　1回2錠　1日3回　毎食後
　⑤ブロメライン/トコフェロール酢酸エステル配合錠　1回1錠　1日3回　毎食後

商品名

ジフルコルトロン/リドカイン：ネリプロクト
大腸菌死菌浮遊液/ヒドロコルチゾン：ポステリザン
ヒドロコルチゾン/フラジオマイシン/ジブカイン/エスクロシド：プロクトセディル
パラフレボン/センナ/イオウ/酒石酸水素カリウム：サーカネッテン
ブロメライン/トコフェロール：ヘモナーゼ

処方解説◆評価のポイント

■ **処方目的**
　処方薬①②③[※1]：局所投与による痔核症状の緩解
　処方薬④⑤：内服薬併用による早期緩解
■ **主な禁忌症**
　処方薬①②③：表2参照
■ **効果のモニタリングポイント**
　処方薬①②③④⑤：症状の軽快を確認する
■ **副作用のモニタリングポイント**
　処方薬①[※2]：そう痒・肛囲そう痒，刺激感，下痢，蕁麻疹，出血など
　処方薬②[※2]：連用による眼圧亢進，緑内障，後嚢白内障など
　処方薬③[※2]：大量または長期にわたる使用による下垂体・副腎皮質系機能抑制など
　処方薬④⑤：下痢，胃部不快感など

▶▶▶ 留意事項

[※1] ヒドロコルチゾンは，連用によりステロイドの全身投与と同様の副作用が生じることがあるため定期的に検査をすることが望ましい．
[※2] ステロイド含有軟膏は，長期使用により肛門周囲の感染症発症の原因になることがあるので，適用局所のそう痒感，刺激感をモニターする．

❷ 軽度の痛みを有する痔

処方例

ステロイド非含有薬として①を，便秘・硬便傾向がある場合は，さらに緩下剤として②を併用処方する．
　①トリベノシド/リドカイン軟膏2g　1回1個　1日2回　朝排便後，夕入浴後
　②酸化マグネシウム　1回0.25〜0.33g　1日3回　毎食後

商品名

トリベノシド/リドカイン：ボラザ
酸化マグネシウム：重カマ，マグミット，マグラックス

処方解説◆評価のポイント

■処方目的
　処方薬①：局所投与により内痔核症状の緩解
　処方薬②：排便しやすくする

■効果のモニタリングポイント
　処方薬①②：症状の軽快を確認する
　処方薬②：排便の状況を確認

■副作用のモニタリングポイント
　処方薬①：アナフィラキシー，皮膚症状，局所の刺激感など
　処方薬②：高マグネシウム血症，下痢など

服薬指導

❶ 治療薬

・副作用が発現しやすくなるため，漫然と長期に使用しない．

❷ 保存療法

・規則正しい排便習慣を行う．
　【例】朝食後決まった時間に排便がなくても，便器に座るなど
・規則正しい排便を意識した食生活に改善する．
　【例】①1日3食きちんと取ることを基本とする
　　　　②1日20〜25gの食物繊維をとる
　　　　③1.5L以上の水分を摂取する
　　　　④朝の起床後に，コップ1杯の水や牛乳を飲む　など
・排便時には努責を避ける．
・肛門部を清潔に保つ．

Chapter 10 胃腸関連感染症

10.1 急性虫垂炎

> **学習のポイント**
>
> **主な臨床症状**
> 心窩部痛，臍周囲痛，右下腹部への疼痛の移動，虫垂部の圧痛・反跳圧痛．そのほか，短時間の悪心，嘔吐，食欲不振なども出現する．
>
> **主な臨床検査値**
> WBC・CRP の上昇（炎症所見）
>
> **主な治療薬**
> 1. 抗菌薬
>   1) ペニシリン系抗菌薬〈アモキシシリン/クラブラン酸，ピペラシリン/タゾバクタム，アンピシリン/スルバクタム〉
>   2) セフェム系抗菌薬〈セフカペンピボキシル，セフォチアム，セフメタゾール，フロモキセフ，スルバクタム/セフォペラゾン，スルペラゾン〉
>   3) カルバペネム系抗菌薬〈メロペネム〉
> 2. 抗炎症薬
>   非ステロイド性抗炎症薬（NSAIDs）〈ロキソプロフェンなど〉

概要

急性虫垂炎（acute appendicitis）は，虫垂の急性の炎症であり，急性腹症のなかでも最も頻度が高い．その原因は虫垂内腔の閉塞であり，粘膜下リンパ濾胞の腫大や糞石，異物，腫瘍，寄生虫などにより閉塞が起こる．閉塞が起こると，膨満，腸内細菌の異常増殖，虚血，炎症が起こる．炎症の程度により，**カタル性虫垂炎，蜂窩織炎性虫垂炎，壊疽性虫垂炎**に分類される．また，穿孔を合併した場合（穿孔性虫垂炎）汎発性腹膜炎や敗血症を生じ重篤化する．進展の度合いはさまざまであるが，一般的に小児は進展が速い．

Word ▶ WBC
白血球数
white blood cell

Word ▶ CRP
C反応性タンパク
C-reaction protein

Word ▶ NSAIDs
non-steroidal anti-inflammatory drugs

● 疫学 ●
10〜20歳代に多くみられ，小児においては重症腹痛疾患の1〜8%が急性虫垂炎だといわれている．

臨床症状

急性虫垂炎の特徴的症状は，心窩部痛または臍周囲痛，右下腹部への疼痛の移動，**虫垂部の圧痛**および反跳圧痛である．その他，短時間の悪心，嘔吐，食欲不振なども出現する．

診断

診断においては，ほかの急性腹症疾患の可能性を念頭におきながら行うことが重要である．身体所見としては虫垂部の圧痛があるかが重要であるが，虫垂

の位置などは個人差がるため，腹部X線，腹部超音波，腹部CTなどの画像診断を行う必要があり，治療法の選択の指標となる．

腹部X線検査では小腸のガス貯留像より盲腸の位置を把握することができ，腹部超音波検査では糞石や膿瘍，腹水の存在，虫垂の局在を確認でき，炎症の程度を診断する上で有用である．さらに，腹部CT検査では虫垂の腫大，膿瘍形成，糞石，腹水，イレウスを診断できる．

血液検査所見で，炎症を示すWBCやCRPの上昇がみられるが，炎症の程度を判断する指標とはなるが，虫垂炎に特異的なものではない．

治療

急性虫垂炎の治療としては，**外科的手術**と**薬物療法**があり，炎症の程度や臨床症状などにより選択される．

通常，外科的手術が優先され，蜂窩織炎性虫垂炎，壊疽性虫垂炎，穿孔症例などは手術（腹腔鏡下または開腹虫垂切除術）が適応となる．また，身体所見で腹膜刺激症状があり，腹部X線で虫垂内の糞石が陰影としてある症例，また，膿瘍の形成や糞石もみられないが，虫垂腫大があり，疼痛，発熱，WBC・CRPの上昇が高度な症例も手術が適応となる．

一方，腹膜症状，膿瘍形成，虫垂糞石，虫垂腫大がなく，WBC・CRPの上昇が認められない場合には薬物療法が選択される．例えば，カタル性虫垂炎では抗菌薬とNSAIDsの経口投与などで治療可能であるとされている．しかし，症状の改善が見られない，あるいは増悪する場合は穿孔する前に手術の適応とすべきである．

治療薬

手術適応のない急性虫垂炎では，抗菌薬が投与されるが，その選択には原則として腸内細菌であるグラム陰性桿菌や嫌気性菌に感受性のあるものを使用する．**ペニシリン系**，**セフェム系**，**カルバペネム系**などが用いられる（表1）．

抗菌薬の使用歴がないような耐性のリスクが低い場合は，アンピシリン/スルバクタムあるいはセフメタゾールを選択する．

直近3か月間くらいで抗菌薬の使用歴があるようなある程度耐性が予想される場合は，ピペラシリン/タゾバクタム併用あるいはセフタジジム/クリンダマイシン併用またはシプロフロキサシン/クリンダマイシン併用のいずれかを選択する．

さらに高度な耐性菌が予想される場合は，カルバペネム系やカルバペネム系/抗真菌薬（アムホテリシンB）併用を選択する．

表1 抗菌薬の種類

抗菌薬	医薬品
ペニシリン系	アモキシシリン/クラブラン酸 ピペラシリン/タゾバクタム アンピシリン/スルバクタム
セフェム系	セフカペンピボキシル セフォチアム セフメタゾール フロモキセフ スルバクタム/セフォペラゾン スルペラゾン
カルバペネム系	メロペネム

薬物療法

基本的に外科的手術が優先されるため，薬物療法が適応される場合は少ない．炎症が軽度で腹膜症状，膿瘍形成，虫垂糞石，虫垂腫大が認められない症例についての処方例を示す．

❶ 腹膜症状のないカタル性虫垂炎

カタル性虫垂炎で，より軽症な症例では抗菌薬と NSAIDs の経口投与で治療可能である．

処方例

①，②を併用する．
　①アモキシシリン・クラブラン酸錠　　1回 375 mg　1日 3〜4 回
　②ロキソプロフェン錠　1回 60 mg　1日 3 回

商品名
アモキシシリン/クラブラン酸：オーグメンチン
ロキソプロフェン：ロキソニン

処方解説◆評価のポイント

■処方目的
　処方薬①：原因菌の殺菌と炎症の軽減
　処方薬②：NSAIDs での症状の軽減
■主な禁忌症
　処方薬①：肝機能障害，伝染性単核症など
　処方薬②：消化性潰瘍，重篤な血液異常，重篤な肝障害，重篤な腎障害，重篤な心機能不全，アスピリン喘息，妊娠末期の婦人など
■効果のモニタリングポイント
　処方薬①②：症状の軽快を確認すること
■副作用のモニタリングポイント
　処方薬①：ショック，無顆粒球症，TEN，SJS，急性腎不全，間質性肺炎，肝機能障害，無菌性髄膜炎，PMC，消化器症状，発疹，蕁麻疹，浮腫，頭痛など
　処方薬②：ショック，無顆粒球症，TEN，SJS，急性腎不全，間質性腎炎，うっ血性心不全，間質性肺炎，消化管出血，肝機能障害，喘息発作，無菌性髄膜炎，横紋筋融解症，消化器症状，浮腫，発疹，眠気など

Word ▶ TEN
中毒性表皮壊死症（ライエル症候群）
toxic epidermal necrolysis (Lyell's syndrome)

Word ▶ SJS
スティーブンス・ジョンソン症候群（皮膚粘膜眼症候群）
Stevens-Johnson syndrome

Word ▶ PMC
偽膜性大腸炎
pseudomembranous colitis

❷ 絶食にて保存的治療，あるいは術前の薬物治療

腹膜刺激症状がある症例や炎症所見の強い症例では，手術を視野に入れて保存的治療として，絶食のうえで，抗菌薬による薬物療法を行う．また，穿孔性虫垂炎のような場合，腹膜炎や腹腔内の炎症に対して術前に抗菌薬による薬物治療を行う．

処方例

保存治療では①を，術前治療の場合②を投与する．
　①フロモキセフ静注用　1回 1 g　1日 2〜4 回
　②注射用メロペネム　1回 1 g　1日 2〜3 回

商品名
フロモキセフ：フルマリン
メロペネム：メロペン

処方解説◆評価のポイント

■処方目的
処方薬①:手術を視野に入れ,保存治療として絶食のうえ,広域スペクトルの抗菌薬により症状の軽減を図る
処方薬②:手術前に炎症の消退を図る

■主な禁忌症
処方薬②:バルプロ酸投与中

■効果のモニタリングポイント
処方薬①②:症状の軽快を確認すること

■副作用のモニタリングポイント
処方薬①②:ショック,急性腎不全,無顆粒球症,PMC,TEN,SJS,間質性肺炎,肝機能障害,発疹,貧血など
処方薬②:中枢神経症状,血栓性静脈炎

服薬指導

- 抗菌薬は過敏症に注意が必要であるため,アレルギーについて十分に問診し,薬剤の副作用などについて指導する.
- 手術適応でなく薬物治療で対応する場合,病状が急激に進行し得るので,症状の悪化があれば,すぐに医師・薬剤師に相談すること.

Chapter 10 胃腸関連感染症

10.2 ヘリコバクター・ピロリ感染症

> **学習のポイント**
>
> **主な臨床症状**
> 1. 慢性萎縮性胃炎，早期の胃癌，胃 MALT リンパ腫：多くの場合無症状
> 2. 胃・十二指腸潰瘍：上腹部痛，食欲不振，胃部不快感など
>
> **主な治療薬**
> 1. 1次除菌療法：プロトンポンプ阻害薬1剤／アモキシシリン／クラリスマイシン（3剤併用）
> 2. 2次除菌療法：プロトンポンプ阻害薬1剤／アモキシシリン／メトロニダゾール（3剤併用）
>
> ※プロトンポンプ阻害薬については，Chapter 1 胃食道逆流症（p.2）参照．

概要

ヘリコバクター・ピロリ（*Helicobacter pylori*：***H. pylori***）は，らせん状グラム陰性桿菌で，強力な**ウレアーゼ活性**[注1]を有しており，胃酸を中和することにより胃粘膜に生息している．

H. pylori が胃粘膜に感染することにより，アンモニアなどの *H. pylori* 産生物質や宿主反応による胃粘膜傷害が起こり，**胃炎（*H. pylori* 感染胃炎）**を引き起こす．*H. pylori* 感染は，除菌しない限り生涯にわたり持続するため，胃粘膜の慢性炎症を背景とした萎縮性胃炎，胃・十二指腸潰瘍，胃癌，胃 MALT リンパ腫[注2]などのさまざまな上部消化管疾患を併発する．また，特発性血小板減少性紫斑病など消化管以外の疾患との関連性も指摘されている．

注1：ウレアーゼにより，尿素を分解してアンモニアと CO_2 を産生すること．

注2：胃に発生する粘膜関連リンパ組織からリンパ球中のB細胞が腫瘤化するホジキンリンパ腫のこと．

> ● 疫学 ●
> わが国における *H. pylori* 感染者は人口の約半数とされているが，その感染のほとんどは小児期に起こるため，家族内感染が最も重要視されている．

臨床症状

一般的に *H. pylori* 感染による**慢性萎縮性胃炎**，早期の胃がん，胃 MALT リンパ腫では，多くの場合無症状である．しかし，胃・十二指腸潰瘍では，上腹部痛，食欲不振，胃部不快感などが起こることがある．

診断

H. pylori 感染の診断は，①**内視鏡による生検組織を必要とする検査法**[注3]，②**内視鏡を必要としない検査法**[注4]のうち，いずれかを用いて行われる．複数の検査法を組み合わせることで診断の精度は向上する．

注3：①迅速ウレアーゼ試験，②鏡検法，③培養法がある．

注4：①尿素呼気試験，②抗 *H. pylori* 抗体測定，③便中 *H. pylori* 抗原測定がある．

治療

H. pylori 除菌は胃・十二指腸潰瘍の治癒だけではなく，胃癌をはじめとする *H. pylori* 関連疾患の治療や予防に有用とされている．

治療薬

❶ 抗菌薬

広域ペニシリンである**アモキシシリン（AMPC）**は，細菌の細胞壁合成阻害による殺菌的な抗菌作用を示す．14員環マクロライド系抗菌薬である**クラリスロマイシン（CAM）**はタンパク合成阻害による静菌的な抗菌作用を示す．AMPC および CAM の併用により，*H. pylori* に対する抗菌力には，相乗または相加作用が認められる．**AMPC は主に腎排泄型**の薬物であるため，腎障害の程度に応じて投与量を減量し，投与間隔をあけて使用する．一方，CAM は，主に CYP3A4 で代謝され，**CYP3A4 阻害作用，P-糖タンパク質（P-gp）に対する阻害作用**も有することから，薬物相互作用[注5]には十分に注意する．

メトロニダゾール（MNZ）は，菌体内のニトロ還元酵素系の反応により変化したニトロソ化合物（R-NO）が殺菌作用を示す．MNZ は主に CYP2A6 で代謝される．

また，これらの抗菌薬は腸内細菌に影響するため，ビタミン K の産生が低下し，ワルファリンの作用が増強されるおそれがあるので，注意深くモニタリングする．

> **Word ▶ AMPC**
> amoxicillin
>
> **Word ▶ CAM**
> clarithromycin
>
> 注5：詳細は，CAM の医薬品添付文書・インタビューフォームを参照．
>
> **Word ▶ NMZ**
> metronidzole

❷ プロトンポンプ阻害薬（PPI）

PPI の胃酸分泌抑制作用により，胃内 pH が上昇し，AMPC，CAM の抗菌活性が高まる〔Chapter 1 胃食道逆流症（p.4）参照〕．

> **Word ▶ PPI**
> proton pump inhibitor

薬物療法

除菌療法として，PPI の 1 剤と AMPC と CAM を 1 週間経口投与する 3 剤併用療法（1 次除菌療法）を行う．

除菌判定は，診断時と同様の検査法のいずれかで行うが，**除菌療法終了後 4 週以降**に行う．また，除菌判定時には *H. pylori* に対する静菌作用を有する薬物（抗菌薬，一部の防御因子増強薬）を**除菌判定前少なくとも 2 週間中止**することが望ましい．

除菌不成功の最大の原因は，CAM 耐性菌であり，CAM を含まないレジメン，すなわち PPI の 1 剤と AMPC と MNZ を 1 週間経口投与する 3 剤併用療法（2 次除菌療法）が推奨されている．また，除菌不成功の場合には，患者に除菌療法時の服薬状況を確認することも重要である．

❶ 1次除菌療法

現時点でのPPI（OMZ，LPZ，RPZ，EPZの1剤）＋AMPC＋CAMの3剤併用療法での除菌率は，70％程度とされているが，VPZ＋AMPC＋CAM併用療法での除菌率は90％台と高い除菌率を示している．

また，LPZ，RPZまたはVPZ＋AMPC＋CAMの併用療法では，1日服用分の医薬品が1枚のシートとなっているシート製剤も使用可能である．

除菌療法における主な副作用としては，軟便・下痢・味覚障害・皮疹などが報告されている．

Word ▶ OMZ
オメプラゾール
omeprazole

Word ▶ LPZ
ランソプラゾール
lansoprazole

Word ▶ RPZ
ラベプラゾール
rabeprazole

Word ▶ EPZ
エソメプラゾール
esomeprazole

Word ▶ VPZ
ボノプラザン
vonoprazan

商品名
ラベプラゾール：パリエット
アモキシシリン：サワシリン
クラリスロマイシン：クラリス

処方例

65歳男性　H. pylori 感染胃炎（1次除菌）
①〜③を併用処方する．
　①ラベプラゾール錠 10 mg　1回1錠（1日2錠）
　②アモキシシリンカプセル 250 mg　1回3カプセル（1日6カプセル）
　③クラリスロマイシン錠 200 mg　1回1錠（1日2錠）
　1日2回　朝・夕食後　7日間

処方解説◆評価のポイント

■ 処方目的
　処方薬①：除菌に用いる抗菌薬への感受性を高めたり，胃内での抗菌薬の安定化，胃酸分泌作用による胃からの抗菌薬の排出遅延
　処方薬②③：H. pylori の除菌

■ 主な禁忌症
　処方薬①：アタザナビル，リルピビリンの投与中
　処方薬②：伝染性単核症，高度の腎障害
　処方薬③：ピモジド，エルゴタミン含有製剤，タダラフィル，アスナプレビル，バニプレビル，スボレキサントの投与中

■ 効果のモニタリングポイント
　処方薬①②③：除菌判定[※1]，自覚症状の改善

■ 副作用のモニタリングポイント
　処方薬①②③：下痢・軟便，味覚異常，肝機能障害，腹部膨満感，頭痛，出血性大腸炎[※2] など

▶▶▶ 留意事項
[※1] 尿素呼気試験，便中 H. pylori 抗原測定などは除菌療法終了後の4週以降に行う．除菌治療中・直後では，菌数が減少するので偽陰性となる可能性がある．
[※2] 腹痛，血便，頻回の下痢があらわれた場合には直ちに投与を中止し，適切な処置を行う．

❷ 2次除菌療法

1次除菌療法終了4週以降に除菌判定を行い，除菌に失敗した場合には2次除菌を行う．除菌不成功の最大の原因は，CAM耐性菌であり，CAMを含まない2次除菌療法のレジメン，すなわちPPIとAMPCとメトロニダゾール（MNZ）[注6,7]を1週間経口投与する3剤併用療法が推奨されている．LPZまたはRPZ＋AMPC＋MNZの併用療法では，1日服用分の医薬品が1枚のシートとなっているシート製剤を用いることもできる．除菌療法における主な副作用としては，軟便・下痢・味覚障害・皮疹などが報告されている．

2次除菌療法も不成功の場合には，除菌によらない治療（PPIによる薬物治療）を行う．

注6：アルコール代謝にかかわるアルデヒド脱水素酵素を阻害するため，服用中に飲酒をすると血中アセトアルデヒド濃度が上昇して，頭痛，嘔吐，頻脈，顔面のほてりなどが現れることがある（ジスルフィラム-アルコール反応）．
注7：ワルファリンの代謝を阻害し，その血中濃度を上昇させるため，抗凝血作用を増強し，出血などがあらわれることがある．

処方例

55歳男性　*H. pylori* 起因性潰瘍（2次除菌）

ボノピオン400[※1]　1シート　1日2回　朝・夕食後　7日分
- ① ボノプラザン錠 20 mg　1回1錠
- ② アモキシシリンカプセル 250 mg　1回3カプセル
- ③ メトロニダゾール錠 250 mg　1回1錠

処方解説◆評価のポイント

■ 処方目的
処方薬①：除菌に用いる抗菌薬への感受性を高めたり，胃内での抗菌薬の安定化，胃酸分泌作用による胃からの抗菌薬の排出遅延
処方薬②③：*H. pylori* の除菌

■ 主な禁忌症
処方薬①②：処方解説（p.80）を参照
処方薬③：脳，脊髄の器質的疾患，妊娠3か月以内の婦人

■ 効果のモニタリングポイント
処方薬①②③：処方解説（p.80）を参照

■ 副作用のモニタリングポイント
処方薬①②：処方解説（p.80）を参照
処方薬③：末梢神経障害（四肢のしびれなど），白血球減少，好中球減少，中枢神経障害[※2]など

▶▶▶ 留意事項
[※1] 1シートに1日服用分の①，②，③が含まれている．
[※2] 患者の状態を十分に観察し，構語障害（ろれつがまわらない，言葉がはっきりしない，声が変わる，声が出ない），小脳失調などの症状（起立あるいは歩行が不安定）の発現に十分注意する．

服薬指導

除菌療法の意義，薬の効果を説明するとともに，以下について説明する．

❶ 確実に服用する
- 除菌療法では1日2回の7日間の計14回の服薬を確実に行う．
- 服用開始後に症状が緩和しても，自己中止しない．

❷ 除菌療法による副作用に注意する
- 除菌中は一定の頻度で，副作用（下痢，軟便，味覚異常，肝機能障害など）が出現することがある．
- 副作用が発症したら，すぐに医師・薬剤師に相談すること．

❸ 禁煙を実践する
- 喫煙は除菌率を低下させることが知られているため，喫煙者は禁煙の実践が望ましい．
- 必要に応じて，禁煙指導を受ける．

❹ 飲酒を避ける（2次除菌療法時）
- メトロニダゾールの服用中は，飲酒によりジスルフィラム-アルコール反応[注8]が起き，頭痛，嘔吐，頻脈，顔面のほてりなどが現れることがある

注8：MNZ以外にもN-メチルテトラゾール基を有するセフェム系抗菌薬（セフメタゾール，セフォペラジンなど）などでも起こる．

ので，飲酒は避ける．

❺ 除菌成功後も経過観察を継続する
- 除菌成功した場合にも，*H. Pylori* 感染者は非感染者よりも胃癌リスクは高く，経過観察の必要があるため，定期的に胃検診を受ける．

Chapter 10 胃腸関連感染症

10.3 病原性大腸菌感染症

> **学習のポイント**
>
> **主な臨床症状**
> 1. 症状：頻回の水様性下痢，激しい腹痛や血便
> 2. 重篤な合併症：急性腎障害，血小板減少，溶血性貧血を3主徴とする溶血性尿毒症症候群や脳症
>
> **主な治療薬**
> 1. 経口補水塩製剤
> 2. 抗菌薬 ※現時点では，抗菌薬治療に対する推奨は統一されていない
>   1) 成人：ニューキノロン系抗菌薬
>   2) 小児：〈ホスホマイシン〉
> 3. 整腸薬〈乳酸菌，ラクトミン，酪酸菌〉

概要

下痢などの症状をもたらす病原性大腸菌[注1]は，表1に示すように分類される．このうち，ベロ毒素を産生する**腸管出血性大腸菌（EHEC）**の代表的な血清型はO157：H7である．EHECが大腸粘膜へ接着・増殖し，腸上皮細胞にあるCl^-チャネルを刺激し，腸管内で電解質と水分の分泌が促進されることによる下痢，腸粘膜の微細血管傷害による腸出血が引き起こされる．合併症を併発しなければ，5〜10日程度で軽快する．しかし，患者の6〜7%では，**溶血性尿毒症症候群（HUS）**や脳症などの合併症がみられることがある．

注1：ヒトに下痢などの症状を起こす大腸菌は病原性大腸菌と呼ばれていたが，近年では，病原性を有する大腸菌群を全体として下痢原性大腸菌と総称している．

Word▶HUS
hemolytic uremic syndrome

表1 病原性大腸菌の種類とその特徴

種類	特徴	潜伏期間
腸管病原性大腸菌（EPEC）	下痢，腹痛を主症状とし，サルモネラ食中毒に類似する急性胃腸炎を起こす．	12〜72時間
腸管侵入性大腸菌（EIEC）	腸の細胞に侵入・増殖し，赤痢様症状（血便，腹痛，発熱）を起こす．	1〜5日（多くは3日以内）
腸管毒素原性大腸菌（ETEC）	毒素による激しい水様性の下痢が主症状で発熱はない．開発途上国への旅行者下痢症の主要原因菌で，水系感染が多い．	12〜72時間
腸管出血性大腸菌（EHEC）	ベロ毒素[注2]により，腹痛や水様性下痢や鮮血下痢便をともなう出血性大腸炎を起こす．	3〜5日
腸管凝集性大腸菌（EAEC）	腸の細胞に付着し，毒素を産生することにより，散発的に下痢症を起こす．	1〜5日（多くは3日以内）

Word▶EPEC
enteropathgenic E. coli
Word▶EIEC
enteroinvasive E. coli
Word▶ETEC
enterotoxigenic E. coli
Word▶EHEC
Enterohemorrhagic E. coli

注2：ベロ毒素は，志賀毒素ともいう．

Word▶EAEC
enteroaggregative E. coli

● 疫学 ●
主に飲食物を介して経口感染し，その感染力は強い．近年の患者報告数は年平均2,000人である．乳幼児から高齢者まで幅広い年齢層にみられ，夏季に多く発生する．

臨床症状

EHEC 感染症では，潜伏期間を経て，激しい腹痛と水様性下痢，鮮血下痢便をともなう**出血性腸炎**がみられる．

重篤な合併症である HUS は，血栓性微小血管炎（血栓性血小板減少性血管炎）による急性腎不全で，**急性腎障害，血小板減少，溶血性貧血を三主徴**とする．

診断

糞便から EHEC の分離同定，ベロ毒素産生の確認により，診断が確定する．EHEC 感染症は 3 類感染症（感染症法）であるため，届出が必要である．

鑑別すべき疾患には，胃腸炎[注3]，細菌性赤痢，抗菌薬起因性出血性腸炎，炎症性腸疾患[注4] などがある．

注3：カンピロバクターやサルモネラなどによるものがある．
注4：潰瘍性大腸炎，クローン病など．

治療

❶ 脱水・電解質の補正

下痢症状に対しては，安静，水・電解質の補給および年齢・症状に応じた消化しやすい食事を摂取させる．水・電解質の補給には WHO による**経口補水液（ORS）**が標準的であるが，電解質・糖を含有する経口補水塩製剤[注5] や市販のスポーツドリンクを利用することもできる．経口摂取できない場合には**輸液**を行うが，尿量などをモニタリングし，過量とならないよう注意する．下痢による水分と電解質の喪失は，幼児や高齢者では電解質異常と代謝性アシドーシスを生じやすいので，注意する．

Word ▶ ORS
oral rehydration solution

注5：経口補水塩製剤として，オーエスワン®（OS-1）がある．

❷ 治療薬選択の留意点

腸管運動抑制薬（ロペラミド，コデイン，ブチルスコポラミンなど）は，腸管内容物の停滞時間を延長し，毒素の吸収を助長する可能性があるので使用しない．

EHEC 感染症に対する抗菌薬の投与は，欧米では，抗菌薬の使用により菌からの毒素放出が促進され，HUS 発症の危険性が増すとの報告が多くあることから，推奨されていない．わが国でも，現時点では，抗菌薬投与の推奨は統一されていないが，乳酸菌製剤の投与は抗菌薬の投与の有無にかかわらず，有効とされている．

また，EHEC は非常に感染力が強く，**容易に集団感染が成立する**ため，手洗い・消毒を励行し，2 次感染を防止することが重要である．

治療薬

❶ 経口補水塩製剤

下痢や嘔吐などにより生じた脱水を補正するため，経口補水塩製剤などが使用される[注6]．

下痢や嘔吐は水分だけでなく，電解質（Na^+, Cl^-, K^+, HCO_3^-）の喪失も大きい．また，消化管から水分を効率的に吸収させるためには，Na^+の吸収を促進させることが重要である．消化管にはNa^+依存性グルコース共輸送体（SGLT-1）が存在するので，適度な濃度のブドウ糖を添加する必要がある．

OS-1は，表2に示すように電解質と糖質が配合された経口補水塩製剤であり，個別評価型病者用食品として，市販されている．OS-1の1日当たりの目安量は，学童〜成人（高齢者を含む）では500〜1,000 mL/日であるが，脱水状態に合わせて適宜増減して使用する．

表2 OS-1の栄養成分（100 mL中）

成分	成分量
エネルギー	10 kcal
タンパク質	0 g
脂質	0 g
炭水化物	2.5 g
ナトリウム	115 mg（食塩相当量 0.292 g）
カリウム	78 mg
マグネシウム	2.4 mg
リン	6.2 mg
ブドウ糖	1.8 g
塩素	177 mg

注6：使用時には，患者がナトリウム，カリウムの摂取制限を受けていないことを確認すること．

Word SGLT
sodium dependent glucose transporter

❷ 抗菌薬

抗菌薬の投与は意見の分かれるところであるが，抗菌薬を投与する場合には，成人にはニューキノロン系抗菌薬，小児にはホスホマイシンを選択する．

❸ 整腸薬

腸内細菌叢の正常化させる乳酸菌製剤，ラクトミンや酪酸菌などの投与は有効とされている．

薬物療法

初期治療では，①脱水の評価と補液の必要性，②抗菌薬投与の必要性を判断する．抗菌薬が必要と判断される場合には，ニューキノロン系抗菌薬などを投与する．

治療中は，脱水症状[注7]，下痢症状をモニタリングする．

また，重症合併症であるHUSを早期発見するために，顔色不良，乏尿，浮腫，意識障害には注意する．

注7：脱水症状になった場合，皮膚の乾燥，皮膚弾力性の低下，口渇感，尿量，血圧，脈拍などのバイタルサインやBUNなどの臨床検査値の変化がみられる．

服薬指導

下痢症状への対応，2次感染予防に関するポイントなど以下 ❶〜❹ を説明する．

EHECは，少量の菌数で感染が成立するので，特に❸2次感染を防止するには注意する．

❶ 脱水に注意する

- 下痢症状に対しては，安静にし，水分補給に努める．
- 必要に応じて，経口補水塩製剤（OS-1）などを使用し，血圧低下，立ちくらみ・めまい，筋肉痛，こむら返りなどの脱水症状に注意する．
- 下痢症状が改善してきたら，年齢に応じた消化の良い食事を開始する．

❷ 止瀉薬を使用しない

- 腸管運動を抑制するロペラミド，コデイン，ブチルスコポラミンを含有するOTC薬の自己判断による服用は避ける．
- OTC購入時は医師・薬剤師に相談すること．

❸ 2次感染を防止する

- 排便後や食事前などの手洗いや消毒の励行，十分に加熱調理（75度1分間以上）などを行う．

❹ 自己判断で，服用中止しない

- 抗菌薬が処方された場合には，症状が改善しても，処方された期間は服用する．

Chapter 10　胃腸関連感染症

10.4　食中毒

> **学習のポイント**
>
> **主な臨床症状**
> 急性胃腸炎症状（下痢，悪心・嘔吐，腹痛など），発熱
>
> **主な臨床検査値**
> 1. WBC数やCRPの軽度上昇など（軽度の炎症所見）
> 2. 電解質異常など
>
> **主な治療薬**
> 1. 脱水・電解質異常の補正
>   経口補水塩製剤・輸液
> 2. 抗菌薬が必要な（症状の強い）場合
>   1) サルモネラ腸炎：ニューキノロン系抗菌薬〈レボフロキサシン，シプロフロキサシンなど〉
>   2) カンピロバクター腸炎：マクロライド系抗菌薬〈クラリスロマイシン，アジスロマイシンなど〉

概要

食中毒（food poisoning）は，自然毒や有害物質，病原性微生物などに汚染された飲食物の摂取により，下痢や嘔吐などの急性胃腸症状，発熱，神経症状などをきたす中毒症の総称である．ここでは，細菌およびウイルスによる食中毒について解説する．

表1に示すように，細菌性食中毒は，病態により，**毒素型**，**感染毒素型**，**感染侵入型**に大別される．細菌・ウイルス性食中毒は，数時間〜数日の潜伏期間を経て，主に胃腸炎症状にて発症する．

Word ▶ WBC
white blood cell

Word ▶ CRP
C-reaction protein

表1　細菌・ウイルス性食中毒の分類

分類		発症機序	原因物質
細菌	毒素型	あらかじめ産生された毒素（エンテロトキシン）を経口摂取して発症．	黄色ブドウ球菌，ボツリヌス菌，セレウス菌など
	感染毒素型	経口摂取された菌が腸粘膜上皮細胞に定着・増殖する際に産生した毒素により発症．	腸炎ビブリオ，腸管出血性大腸菌，ウェルシュ菌など
	感染侵入型	病原性細菌が腸管上皮に侵入，増殖して消化管に炎症を惹起することで発症．	**サルモネラ属，カンピロバクター**など
ウイルス		汚染された食品類を経口摂取し，ウイルスが腸管内に増殖して発症．	ノロウイルス，A型肝炎ウイルスなど

> ● 疫学 ●
> 近年では，細菌・ウイルス性食中毒患者の届出数は毎年2万人前後で推移しているが，**ノロウイルス，カンピロバクター，サルモネラ菌属，黄色ブドウ球菌，腸管出血性大腸菌**などによるものが多い．これらの報告は年間を通じてあるが，一般に細菌性食中毒の発生件数は高温多湿の夏季に多く，ノロウイルス感染症は冬季に多い．

臨床症状・検査

食中毒の主な症状は，**急性胃腸炎症状**（下痢，悪心・嘔吐，腹痛など）であり，**発熱**がみられることも多い．

血液検査では，WBC 数や CRP の軽度上昇など，軽度の炎症所見や電解質異常がみられることがある．

診断

細菌性食中毒は吐物・下痢便から原因菌を同定して，診断を確定するが，ウイルス性食中毒は臨床経過から臨床診断する．急性胃腸炎症状を呈する患者では，発症までの経緯，この数日間の飲食歴，同じ症状を呈する複数患者の発生の有無，海外渡航歴などを把握して原因を推定することも重要となる．

鑑別すべき疾患には，細菌性赤痢，コレラ，虫垂炎などの感染性腸疾患がある．

治療

細菌性食中毒の多くは通常，抗菌薬の適応とはならず，**経口補水塩製剤**（OS-1）や**輸液**などによる水・電解質の補給などの対症療法のみで自然治癒する．ウイルス性食中毒では，対症療法のみ行う．また，**腸管運動抑制薬**は投与を避ける．

抗菌薬を必要とする症例は，症状の強いサルモネラ腸炎やカンピロバクター腸炎などに限定される．

❶ サルモネラ腸炎

成人ではニューキノロン系抗菌薬が第一選択薬として，小児では，ペニシリン系抗菌薬（アモキシシリン），ホスホマイシン系抗菌薬（ホスホマイシン），ニューキノロン系抗菌薬（ノルフロキサシン）が推奨される．

❷ カンピロバクター腸炎

成人・小児ともにマクロライド系抗菌薬（クラリスロマイシン，アジスロマイシンなど）が第一選択薬とされている．

治療薬

❶ 経口補水塩製剤

〔Chapter 10.3 病原性大腸菌感染症（p.85）参照〕

❷ 抗菌薬

ホスホマイシンは，細菌の細胞壁の生合成阻害による殺菌的な抗菌作用を示す．ほかの抗菌薬との交差耐性はない．主に腎排泄型の薬物である．注射剤には 14.5 mEq/g 力価のナトリウムを含有するため，ナトリウム摂取制限の患者への投与は注意する．

ニューキノロン系抗菌薬，マクロライド系抗菌薬，アモキシシリンは，Chapter 10.2 ヘリコバクター・ピロリ感染症（p.79），Chapter 10.7 細菌性赤痢（p.91）を参照．

薬物療法

初期治療では，①脱水の評価と輸液の必要性，②原因菌に対する抗菌薬投与の必要性を判断する．

❶ 輸液などによる対症療法

経口補水塩製剤または輸液で脱水・電解質異常を補正する．その際，脱水症状[注1]，下痢症状を注意深くモニタリングする．

注1：脱水症状：皮膚の乾燥，皮膚弾力性の低下，口渇感，尿量，血圧，脈拍などのバイタルサインや BUN などの臨床検査値の変化

❷ 抗菌薬が必要な（症状の強い）場合

(1) サルモネラ腸炎

ニューキノロン系抗菌薬（レボフロキサシン，シプロフロキサシンなど）を3～7日間投与する．感受性低下や薬剤アレルギーがある場合には，セフトリアキソンやアジスロマイシンなどを考慮する．

(2) カンピロバクター腸炎

ニューキノロン系抗菌薬への耐性化が世界的にも進んでいるため，マクロライド系薬抗菌薬（クラリスロマイシン，アジスロマイシンなど）を3～5日間投与する．

服薬指導

下痢症状への対応，2次感染予防に関するポイントを説明する〔Chapter 10.3 病原性大腸菌感染症の服薬指導（p.86）参照〕．

抗菌薬が処方された場合には，正しい服用方法，留意すべき副作用も説明する．

Chapter 10 　胃腸関連感染症

10.5 細菌性赤痢

> **学習のポイント**
>
> **主な臨床症状**
> 発熱，下痢，腹痛を伴うテネスムス（しぶり腹），膿粘血便の排泄など（赤痢特有の症状）
>
> **主な診断指標**
> 糞便からの赤痢菌の検出（確定診断）
>
> **主な治療薬**
> 1 脱水・電解質の補正
>   経口補水塩製剤または輸液，整腸薬〈乳酸菌・ビフィズス菌など〉
> 2 抗菌薬療法
>   1) ニューキノロン系抗菌薬〈レボフロキサシン，シプロフロキサシン〉
>   2) 15員環マクロライド系抗菌薬〈アジスロマイシン〉

概要

細菌性赤痢（shigellosis）は**赤痢菌**[注1]の経口感染で起こる急性感染性大腸炎である．*S. dysenteriae* は**志賀毒素**[注2]を産生するので，より重症化しやすい．

赤痢菌は大腸粘膜細胞内へ侵入，細胞内で増殖し，化膿性炎症を引き起こす結果，大腸粘膜に浮腫，出血，潰瘍形成が起こり，炎症性物質が大腸粘膜を刺激して**テネスムス**[注3]（しぶり腹）となる．

重篤な合併症を併発しない限り，予後は良好であり，数日の経過で自然治癒する例もある．

注1：*Shigella dysenteriae*, *S. flexneri*, *S. boydii*, *S.sonnei* がある．

注2：腸管出血性大腸菌が産生するベロ毒素と同じもの．

注3：特に直腸に強い炎症がある場合にみられ，強い便意が繰り返し出現するにもかかわらず，排便量は少ない状態．

● 疫学 ●
わが国では，東南アジア方面への**旅行者下痢症**（輸入感染症）としての感染が多いが，輸入食品などを原因とした食中毒型の発生や，福祉施設などでの集団発生も報告されており，近年の患者数は，年間1,000人前後である．

臨床症状・検査

通常，潜伏期（1〜3日）を経て**全身倦怠感，悪寒をともなう急激な発熱，水様性下痢**で発症する．

主な症状として，発熱，粘血便，腹痛，下痢，テネスムス（しぶり腹）などの**赤痢症状**を呈する．

検査所見では，下痢，脱水による BUN（血中尿素窒素），血清クレアチニン（S_{Cr}）上昇，電解質異常のほか，白血球（WBC）数の増加，赤沈（ESR）の亢進，C反応性タンパク（CRP）の増加などの非特異的炎症所見がみられる．

Word BUN
blood urea nitrogen
Word S_{Cr}
serum creatine
Word WBC
white blood cell
Word ESR
赤血球沈降速度（赤沈）
erythrocyte sedimentation rate
Word CRP
C-reactive protein

診断

症状などとあわせて，海外渡航歴，家族・集団発症の下痢などに関する情報を含めて診断を行う．糞便培養からの赤痢菌検出（同定）によって，確定診断される．診断時には，3類感染症として保健所に届け出る．

感染性腸炎[注4]，炎症性腸疾患[注5]，外科的疾患（直腸癌など）などとの鑑別が必要となる．

注4：サルモネラ，カンピロバクター，腸管出血性大腸菌，アメーバ赤痢などによるもの．

注5：潰瘍性大腸炎，クローン病など．

治療

対症療法（下痢症状への対応）は，Chapter 10.3 病原性大腸菌感染症（p.84）を参照．

細菌性赤痢は，少ない菌量でも感染が拡大するおそれがあるため，症状のある患者に加え，**保菌者にも抗菌薬療法**（第一選択：ニューキノロン系抗菌薬，第二選択：アジスロマイシン）が推奨される．なお，乳児には，ホスホマイシン，アジスロマイシンが推奨される．

治療薬

❶ ニューキノロン系抗菌薬

ニューキノロン系抗菌薬は，細菌のDNA複製阻害作用により，殺菌的抗菌作用を示す．レボフロキサシン，シプロフロキサシンなど多くのニューキノロン系抗菌薬は**腎排泄型薬物**であり，腎機能低下時には，血中半減期が延長するため，投与量，投与間隔の調整が必要である．

副作用としては，消化器症状（悪心・嘔吐，胃部不快感，下痢），過敏症状（光線，発疹），神経症状（不眠，めまい）などが報告されている．また，小児への投与は軟骨の成長を妨げるので，治療による効果を考慮した上で慎重に使用する．

相互作用としては，フェニル酢酸系またはプロピオン酸系NSAIDsとの併用で，ニューキノロン系抗菌薬の$GABA_A$拮抗作用が増強されることにより痙攣を起こすことがある．また，アルミニウムまたはマグネシウム含有の制酸薬などや鉄剤との併用で，金属カチオンとのキレート形成によるニューキノロン系抗菌薬の消化管吸収が低下し，効果が減弱するおそれがある[注6]．

注6：服薬時間を1～2時間ずらすことで対応可能．

❷ 15員環マクロライド系抗菌薬

ニューキノロン系抗菌薬に耐性またはアレルギーがある場合には，アジスロマイシン（AZM）の投与が推奨されている．AZMは15員環マクロライド系抗菌薬であり，細菌のタンパク質合成阻害により静菌的抗菌作用を示す．血中半減期が62時間と長く，1日1回3日間投与で7日間効果が持続する．副作用としては，主に肝障害などが報告されている．AZMでは，CYPによる代謝

Word ▶ AZM
azithromycin

は確認されておらず,作用機序は不明であるが,制酸薬,ワルファリン,シクロスポリンなどとの相互作用がある.

薬物療法

脱水・電解質異常の補正として,経口摂取が可能であれば,**経口補水塩製剤**(OS-1 やスポーツドリンクなど)の摂取,経口不可であれば輸液療法を行う.症状のある患者(保菌者も含む)には,ニューキノロン系抗菌薬(レボフロキサシン,シプロフロキサシン)の経口投与が第一選択となる.また,ニューキノロン系抗菌薬を使用する際には,解熱鎮痛薬の選択を注意深く行う.

処方例

30 歳男性　細菌性赤痢
① レボフロキサシン錠 500 mg　1回1錠(1日1錠)　1日1回朝食後　3日間
② 耐性乳酸菌錠　1回1錠(1日3錠)　1日3回　朝昼夕食後　3日間

商品名
レボフロキサシン:クラビット
耐性乳酸菌:ビオフェルミン R

処方解説◆評価のポイント

■処方目的
処方薬①:下痢期間短縮,早期排菌停止,赤痢菌の除菌
処方薬②:腸内細菌叢の改善
■主な禁忌症
処方薬①:オフロキサシンに対する過敏症,妊婦または妊娠している可能性のある婦人,小児
処方薬②:なし
■効果のモニタリングポイント
処方薬①②:赤痢症状の改善,下痢症状の改善,除菌の確認[※1]
■副作用のモニタリングポイント
処方薬①:悪心・嘔吐,胃部不快感,下痢,発疹,光線過敏症,不眠,めまい
処方薬②:特になし

▶▶▶留意事項
[※1] 抗菌薬投与終了後 48 時間以降,24 時間以上の間隔で連続 2 回の糞便培養の陰性を確認する.

服薬指導

薬の効果について説明するとともに,正しい服用方法,留意すべき副作用について説明する〔Chapter 10.3 病原性大腸菌感染症の服薬指導(p.86)参照〕.

赤痢菌は,少量の菌数で感染が成立するので,特に「❸ 2 次感染を防止する」には,注意する.

Chapter 10 胃腸関連感染症

10.6 コレラ

学習のポイント

主な臨床症状
激しい水様性下痢と嘔吐など（コレラ特有の症状）

主な診断指標
糞便などからのコレラ菌の検出（確定診断）

主な治療薬
1 脱水・電解質異常の補正
　経口補水塩製剤，乳酸リンゲル液

2 抗菌薬
　1) ニューキノロン系抗菌薬〈レボフロキサシン〉
　2) 1) に耐性がある場合：15員環マクロライド系抗菌薬〈アジスロマイシン〉

概要

コレラは，コレラ毒素（cholera toxin：CT）産生性コレラ菌（*Vibrio cholerae* O1）または *V. cholerae* O139 による急性感染性腸炎である．

胃の酸性環境で死滅しなかったコレラ菌が，小腸粘膜細胞に定着・増殖し，CTを産生する．そのCTが小腸粘膜細胞内に侵入して毒素活性を発現する結果，cAMP濃度が上昇し，大量の水と電解質が腸管内に排出される．多くの症例は軽症の水様性下痢や軟便で経過することが多いが，胃切除を受けた人や高齢者や小児などでは重篤化傾向がある．

● 疫学 ●
わが国において，発症者の多くが，東南アジアなどへ渡航歴のある旅行者下痢症である．国内での感染例の報告もあるが，輸入魚介類などの汚染が原因と推定されている．

臨床症状・検査

通常1日前後の潜伏期間の後，嘔吐と大量の水様性下痢[注1]を生じる．

重症例では，1日数十Lもの水様便を排泄し，激しい嘔吐を繰り返し，コレラ顔貌[注2]が見られる．著しい脱水と電解質の喪失により，チアノーゼ，体重減少，頻脈，血圧低下，皮膚の乾燥やツルゴール[注3]の低下などの症状がでて，低カリウム血症による腓腹筋（ときには大腿筋）の痙攣がおこり，急性循環不全，急性腎不全に至る．

高度の脱水により，ヘマトクリット値，血色素量，血清総タンパク，BUN，S_{Cr}値が上昇する．また，下痢によって重炭酸塩を喪失し，動脈血は代謝性アシドーシスとなり，血中の重炭酸塩濃度の低下がみられる．

注1："米のとぎ汁様"と形容される．
注2：眼球の陥没，頬骨の突出など．
注3：皮膚の緊張度のこと．皮膚を大きくつまんで，ひだをつくり，手を放した際の元に戻る状態で評価する．

Word BUN
blood urea nitrogen

Word S_{Cr}
serum creatinine

診断

確定診断は糞便，時には嘔吐物や推定原因食品からの菌検出と同定による．細菌性感染性腸炎[注4]，あるいはウイルス性腸炎[注5]との鑑別が必要である．診断が確定した場合は，3類感染症として保健所に届け出なければならない．

注4：サルモネラ，腸炎ビブリオ，大腸菌，赤痢菌など
注5：ロタウイルスなど

治療

輸液による脱水や電解質異常の補正，抗菌薬による全身状態の改善と除菌，2次感染防止が治療の基本となる．抗菌薬は下痢期間の短縮，早期の排菌停止の効果がある．

脱水が高度の場合には**乳酸リンゲル液**などの輸液，脱水症状がある場合には**経口補水塩製剤**が推奨されている．軽症の場合にはスポーツドリンクで代用できる．

治療薬

抗菌薬による治療では，第一選択はニューキノロン系抗菌薬であり，ニューキノロン系抗菌薬に耐性がある場合には，アジスロマイシン（AZM）を考慮する〔Chapter 10.5 細菌性赤痢（p.91）参照〕．

Word ▶ AZM
azithromycin

薬物療法

脱水・電解質補正には，軽度〜中等度[注6]の場合は経口補水塩製剤などを，重症[注7]の場合は原則として乳酸リンゲル液を使用する．来院時の体重と血漿比重から必要な初期輸液量を概算し，**乳酸リンゲル液を 50 mL/kg/hr の速度で注入する**．その後は排出便量に応じて維持輸液を行う．

注6：頻脈，眼球陥凹，皮膚ツルゴール（p.93）低下などがみられる．
注7：意識混濁，低血圧，乏尿，皮膚ツルゴール高度低下など

処方例

28歳女性　コレラ（中等症）
①②を併用処方する．
　①乳酸リンゲル液 50 mL/kg/hr
　②レボフロキサシン錠 500 mg　1日1錠（1日1錠）　1日1回朝食後　3日間

商品名
乳酸リンゲル：ソルラクト
レボフロキサシン：クラビット

処方解説◆評価のポイント

■処方目的
　処方薬①：脱水・電解質異常の補正
　処方薬②：下痢期間の短縮，早期の排菌停止，赤痢菌の除菌
■主な禁忌症
　処方薬②：オフロキサシンに対する過敏症，妊婦または妊娠している可能性のある婦人，小児
■効果のモニタリングポイント
　処方薬①：意識状態，バイタル，中心静脈圧，排泄水分量（尿＋便），電解質，酸塩基平衡，血糖値
　処方薬②：下痢症状の改善，除菌の確認[※1]
■副作用のモニタリングポイント
　処方薬②：悪心・嘔吐，胃部不快感，下痢，発疹，光線過敏症，不眠，めまい

▶▶▶留意事項
[※1] 抗菌薬投与終了後48時間以降，24時間以上の間隔の連続2回の糞便培養の陰性をもって，除菌されたかを確認する．

服薬指導

下痢症状への対応，2次感染予防に関するポイントを説明する〔Chapter 10.3 病原性大腸菌感染症の服薬指導（p.86）参照〕．

渡航同行者や家族に対する検査などに関しては，保健所の指示に従う．

Chapter 10 胃腸関連感染症

10.7 腸チフス，パラチフス

> **学習のポイント**
>
> **主な臨床症状**
> 比較的徐脈，脾腫，バラ疹の 3 主徴
>
> **主な診断指標**
> 血液，糞便，尿，胆汁からのチフス菌/パラチフス A 菌の分離同定（確定診断）
>
> **主な治療薬**
> 1 第 3 世代セフェム系抗菌薬〈セフトリアキソン〉

概要

腸チフスは，**チフス菌**（S. Typhi），パラチフスは，**パラチフス A 菌**（S. Paratyphi A）の経口感染による発熱性疾患である．これらの菌は，小腸粘膜より侵入し，貪食されたマクロファージ内で増殖しながら，リンパ節などの細網内皮系から血液に入って菌血症を起こす．

原因は汚染された食品・水などであり，潜伏期間は 1 〜 2 週間前後である．早期に適正な治療が行われれば，予後は良好である．

Word S. Typhi
Salmonella enterica subspecies *enterica* serovar Typhi

Word S. Paratyphi A
Salmonella enterica subspecies *enterica* serovar Paratyphi A

● 疫学 ●
わが国での発症例のほとんどは，東南アジアなどからの**輸入感染症**である．海外旅行者が増加し，発症率も増加傾向にある．

臨床症状・検査

比較的徐脈（高熱でも脈拍数が 100/分以下），**脾腫**，**バラ疹**（rose spot）の 3 主徴がみられる．1 週間以上続く高熱（39 〜 40℃以上）がみられ，軽い下痢を認めることもある．

検査所見では，軽度の WBC 数減少，肝酵素の上昇，CRP は中等度までの上昇が多い．また，いったん解熱しても，約 20％に再発を認める．

Word WBC
白血球
white blood cell

Word CRP
C 反応性タンパク
C-reactive protein

診断

肝脾腫，バラ疹などの身体所見と**海外渡航歴が重要**となる．確定診断は，血液，糞便，尿，胆汁からの菌の分離同定である．鑑別診断すべき疾患は，マラリア，デング熱，A 型肝炎，腎盂腎炎，肺炎などである．

3 類感染症に指定されているので，診断時には保健所へ届け出る．

治療

全身性感染症としての特徴を有するため，抗菌薬療法が基本である．

治療薬

第三世代のセフェム系抗菌薬である**セフトリアキソン（CTRX）**は，細胞壁合成阻害により抗菌作用を示す．CTRXの半減期は8時間と長いため，1日1～2回投与が可能である．カルシウム含有の注射剤・輸液と同時に投与してはいけない[注1]．静脈内への大量投与により，まれに血管痛，血栓性静脈炎，ほてり感，嘔気・嘔吐を起こすことがあるので，点滴静注は30分以上かけて行う．

Word ▶ CTRX
ceftriaxone

注1：CTRXとカルシウム含有注射剤や輸液との配合により，混濁などの変化が認められたとの報告がある．

薬物療法

近年ではニューキノロン系抗菌薬に対して低感受性菌の増加が問題となっており，第一選択薬はCTRXが推奨されている．胆石をともなう6か月以上の長期保菌者では，抗菌薬投与のみでは除菌が困難な場合も多いため，胆嚢切除も考慮する．

処方例

55歳男性　パラチフス
　①セフトリアキソン点滴静注　1回1g
　②生理食塩液　　　　　　　　1回100 mL　1日2回（12時間ごと）　14日間

商品名
セフトリアキソン：ロセフィン

処方解説◆評価のポイント

■処方目的
　パラチフス菌の除菌
■主な禁忌症
　高ビリルビン血症の未熟児，新生児
■効果のモニタリングポイント
　自覚症状の消失，バイタルサインの正常化，CRPの陰性化
■副作用のモニタリングポイント
　肝機能障害・黄疸，嘔気，下痢，軟便など

服薬指導

薬の効果について説明するとともに，脱水に注意する〔Chapter 10.3 病原性大腸菌感染症の服薬指導（p.86）参照〕ように指導し，さらに以下の注意点を説明する．

❶ 治療終了後に再排菌の有無を確認する[注2]

　腸チフス・パラチフスは，適切に抗菌薬で治療を行っても再燃することがある．

注2：除菌の判定は，発症後1か月以上経過し，抗菌薬終了後48時間以降に3日間連続で行う．

❷ 2次感染を防止する

- 2次感染を防止するために手洗いを励行する．
- 渡航同行者や家族に対する検査などに関しては保健所の指示に従う．

Chapter 10 胃腸関連感染症

10.8 偽膜性大腸炎

> **学習のポイント**
>
> **主な臨床症状**
> 下痢（ときに血性），発熱，腹痛，脱水症状
>
> **主な診断指標**
> C. difficile トキシン検査の陽性反応
>
> **主な治療薬**
> 1 ニトロイミダゾール系抗菌薬〈メトロニダゾール（経口・静脈内）〉
> 2 グリコペプチド系抗菌薬〈バンコマイシン（経口）〉

概要

偽膜性大腸炎（pseudomembranous colitis：PMC）は，*C. difficile*注1 感染による臨床病態である．多くの場合，抗菌薬の投与により正常腸内細菌叢が破壊され**菌交代現象**が起こり，*C. difficile* が異常増殖し，本菌の産生する毒素（エンテロトキシン（トキシンA）およびサイトトキシン（トキシンB））が腸管粘膜を傷害し，形成される**偽膜**が特徴である．

広域抗菌薬や複数の抗菌薬を使用している場合注2に，*C. difficile* 症のリスクは高くなるが，アミノグリコシド系抗菌薬，メトロニダゾール（MNZ），バンコマイシン（VCM）では，そのリスクは低いとされている．**高齢者や重篤な基礎疾患を有する患者，術後**に起こりやすい．院内感染対策としては，隔離，院内清潔操作など発症者に対する**接触感染対策**が必要となる．

Word *C. difficile*
Clostridium difficile

注1：芽胞形成性のグラム陰性嫌気性菌で，この芽胞を介する経口感染により感染が起こり，院内感染症のなかで最も頻度が高い．

注2：かつてはリンコマイシンやクリンダマイシンが注目されたが，現在ではほとんどすべての抗菌薬が原因となりうる．

Word MNZ
metronidazole

Word VCM
vancomycin

臨床症状・検査

偽膜性大腸炎の主症状は，**抗菌薬使用開始1～2週間後に見られる下痢（ときに血性），発熱，腹痛**であり，下痢が頻回となれば脱水症状（全身倦怠感，脱力感，口渇）も起こり得る．しかし，無症状性保菌者も多い．

検査所見としては，白血球（WBC）数増多，C反応性タンパク（CRP）上昇，電解質異常などをともなう．

Word WBC
white blood cell

Word CRP
C-reactive protein

診断

通常，臨床症状があり，かつ糞便検査で ***C. difficile* トキシン検査が陽性**の場合，または大腸内視鏡で**特徴的な偽膜が確認された場合**に診断される．また，他の感染性大腸炎注3，抗菌薬起因性出血性腸炎，炎症性腸疾患注4などと鑑別診断する必要がある．

注3：カンピロバクター，サルモネラ，病原性大腸菌，ウイルスなど．

注4：クローン病，潰瘍性大腸炎など．

治療

治療の原則は，①発症原因の抗菌薬の投与中止，②①が難しい場合，抗菌薬の変更，③②でも改善しない場合，*C. difficile* の除菌治療を行う．

治療薬

❶ メトロニダゾール
〔Chapter 10.2 ヘリコバクター・ピロリ感染症（p.79）参照〕

❷ バンコマイシン
VCM（グリコペプチド系抗菌薬）は，細胞壁ペプチドグリカンの合成阻害と細胞膜の変性および RNA 合成を阻害することで，殺菌的抗菌作用を示す．VCM は腎排泄型の薬物であり，偽膜性大腸炎などの腸管病変が重篤でかつ高度の腎障害患者では，投与量・投与間隔の調節を行い，慎重に投与する．また耐性菌の発現を防ぐため，添付文書中の「用法・用量に関連する使用上の注意」にしたがって，適正使用に努める．

● バンコマイシンの注意事項（添付文書より）●
用法・用量に関する使用上の注意 − 耐性菌の発現を防ぐために −
① 感染症の治療に十分な知識と経験を持つ医師またはその指導の下で行うこと
② 原則として他の抗菌薬および本剤に対する感受性を確認すること
③ 投与期間は，感染部位，重症度，患者の症状などを考慮し，適切な時期に，本剤の継続投与が必要か否か判定し，疾病の治療上必要な最低限の期間の投与にとどめること

薬物療法

除菌治療の第一選択薬として MNZ（経口・静脈内投与），第二選択薬として VCM（経口投与）が使用される．

❶ 初発例・1 回目の再発例（軽～中等症）
MNZ の内服（1 回 250 mg 1 日 4 回または 1 回 500 mg 1 日 3 回 10～14 日間，経口投与が困難な場合は点滴静注）が推奨される．

❷ 重症例・2 回目以降の再発例
VCM の内服（1 回 125 mg 1 日 4 回 10～14 日間）が推奨される．
腸管運動抑制薬，止瀉薬は，*C. difficile* が産生する毒素の排泄を遅延させるため，使用しない．また，下痢による脱水症状・電解質異常が認められる場合には，経口補水塩製剤や輸液を使用して，全身状態の改善を図る．

> **処方例**
>
> 62歳女性(入院患者) 偽膜性大腸炎(軽症から中等症)
> メトロニダゾール錠250 mg 1回2錠(1日6錠)1日3回朝昼夕食後 10日間

商品名
メトロニダゾール:フラジール

処方解説◆評価のポイント

■処方目的
　C. difficile の除菌
■主な禁忌症
　脳・脊髄の器質的疾患(脳膿瘍を除く),妊娠3か月以内の婦人
■効果のモニタリングポイント
　下痢症状,発熱,腹痛の改善
■副作用のモニタリングポイント
　白血球数減少,好中球数減少,中枢神経障害[※1],悪心,胃部不快感,下痢,味覚異常,発疹,肝機能障害など

▶▶▶**留意事項**
[※1] 患者の状態を十分に観察し,構語障害(ろれつがまわらない,言葉がはっきりしない,声が変わる,声が出ない),小脳失調などの症状(起立あるいは歩行が不安定)の発現に十分注意する.

服薬指導

　下痢症状への対応,2次感染予防に関するポイントを説明する〔Chapter 10.3 病原性大腸菌感染症の服薬指導(p.86)参照〕.

　特に,*C. difficile* の芽胞は,環境中に長期間存在する.そのため,「❸ 2次感染を予防する」については,それ以外にも,患者に接する前後ごとに手洗いを頻回に励行したり,汚物処理の際にも,使い捨て手袋を使用したりし,十分な予防対策を行う.

肝・胆・膵疾患編

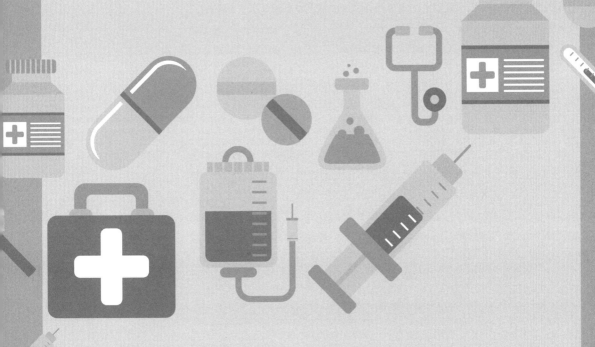

Chapter 1 ウイルス性肝炎

> **学習のポイント**
>
> **主な臨床症状**
> 初期には自覚症状なく，進行にともなって全身の倦怠感，発熱，食欲不振，吐き気・黄疸などが現れる．
>
> **主な臨床検査値**
> AST・ALT・LDH の上昇，ウイルスの存在の確認

概要

肝臓疾患は，急性肝炎，慢性肝炎，肝硬変，脂肪肝など肝臓の炎症を主体とする疾患である．そのうち，**肝炎**（hepatitis）とは，さまざまな原因によって炎症が起こり，肝組織に炎症細胞の浸潤を認め，発熱，黄疸，全身倦怠感などの症状をきたす疾患である．

❶ 急性肝炎と慢性肝炎

急性肝炎は急性の炎症状態で，一般的に経過良好だが，約1～2%が劇症化（劇症肝炎）し，一度劇症化すると死に至る可能性が高くなる．劇症肝炎では症状発現後8時間以内に肝機能障害を生じ，高度の脳症をきたし，プロトロンビン時間[注1]が40%以下を示す．慢性肝炎は炎症状態が終息せずに長期間にわたり持続し，肝臓の細胞（肝細胞）が壊れ，次第に肝臓の線維化が進んで硬くなって肝硬変となり，肝癌を合併する場合がある．また，慢性肝炎にはウィルソン病，自己免疫性肝炎，非アルコール性脂肪性肝炎（NASH），原発性胆汁性肝硬変なども含まれる．

❷ 肝炎の原因

肝炎の原因には，肝炎ウイルス，アルコール，薬物などがあるが，わが国の慢性肝炎の90%が肝炎ウイルス（B型やC型）の感染によるものといわれている．ウイルス性肝炎の原因ウイルスとして，A～E型ウイルスの存在が明らかになっているが，ここではA～C型を示す（表1）．C型急性肝炎を除いては，ほとんどが自然免疫反応により1～2か月の経過で肝炎ウイルスが自然排除される．

Word AST（GOT）
アスパラギン酸アミノトランスフェラーゼ
asparate aminotransferase (glutamic oxaloacetic transaminase)

Word ALT（GPT）
アラニンアミノトランスフェラーゼ
alanine aminotransferase (glutamic pyruvic transaminase)

注1：プロトロンビン時間とは，出血が始まってから肝臓で血液凝固因子であるプロトロンビンがつくられるまでの時間のこと．これにより血管外で働く凝固因子の異常がわかる．例えば「40%以下」は凝固能が正常に比べて40%以下しかないということで，凝固時間は延長する．

Word NASH
non-alcoholic steatohepatitis

表1 ウイルス性肝炎の特徴

ウイルス	遺伝子型	感染経路	潜伏期間	劇症化	慢性化	キャリア状態
A型	RNA	経口，生の魚介類	2～6週	少ない	なし	−
B型	DNA	血液，体液	1～6か月	あり	ときにあり	+
C型	RNA	血液	2～16週	非常に稀	高頻度	+

Chapter 1 ウイルス性肝炎

1.1 A型肝炎

> **学習のポイント**
>
> **主な臨床症状**
> 38℃以上の急激な発熱に続いて食欲不振，吐き気，黄疸などの症状が現れる．
>
> **主な臨床検査値**
> 1. IgM型HA抗体陽性，TTTの高値，AST・ALT・LDH高度上昇
> 2. 黄疸例：T-Bilの高値

概要

A型肝炎（hepatits A：HA）はA型肝炎ウイルス（hepatits A virus：HAV）に汚染された生の食品（魚介類など）や水の摂取後，潜伏期間を経て発症する急性肝炎であり，多量のウイルス（HAV）が糞便中に排出される．通常，2～3か月で治癒し，中和抗体により終生免疫を獲得するが，高齢者でときに重症化，劇症化する．

生牡蠣の摂取などから感染することが多いため，冬から春に多いとされているが，輸入品や他の原因から通年的発生が認められる．

● 疫学 ●
わが国でのA型肝炎の発生状況は，年間おおよそ100～200人程度で，高齢者で多く重症化するとの報告がある．

Word ▶ TTT
チモール混濁試験
thymol turbidity test

Word ▶ AST（GOT）
アスパラギン酸アミノトランスフェラーゼ
asparate aminotransferase

Word ▶ ALT（GPT）
アラニンアミノトランスフェラーゼ
alanine aminotransferase

Word ▶ LDH
乳酸脱水素酵素（乳酸デヒドロゲナーゼ）
lactate dehydorogenase

Word ▶ T-Bil
総ビリルビン
total bilirubin

臨床症状・診断

成人では約2～6週の潜伏期間後に，38℃以上の急激な発熱に続いて食欲不振，吐き気，黄疸などの症状が現れる．

検査所見としては，ウイルスマーカーである**IgM型HA抗体陽性**で確定診断される．その他，血清膠質反応で**TTT値**[注1]が高値になることが特徴的で，AST・ALT・LDHが高度に上昇する．黄疸例では総ビリルビン（直接型優位）が高値となる．

注1：TTT値とは，血清タンパク質の変化（膠質反応）を検査する膠質反応検査方法1つであるチモール混濁試験による値のこと．TTT値により肝疾患あるいは多発性骨髄腫を推定できる．

予防・治療

通常，薬物治療を行うことはなく，安静と十分な栄養補給で対応する．

A型肝炎の予防として**HAワクチン**が市販されている．能動免疫を与えることで発症を予防する．感染のおそれがある場合にはワクチン接種を考慮する．2～4週間隔で2回，筋肉内または皮下に接種する．長期に抗体価を維持するためには3回目の追加接種をすることが望ましい．2回接種後，抗A型肝炎ウ

イルス抗体陰性者（961人）の100％が抗体陽性となったという臨床結果が得られている．

❶ A型肝炎の予防

処方例

乾燥組織培養不活化Ａ型肝炎ワクチン

処方解説◆評価のポイント

■処方目的
　Ａ型肝炎の感染が危惧される状況で，予防のために接種する[※1]

■主な禁忌症（接種不適当者）
　明らかな発熱，重篤な急性疾患，本剤によるアナフィラキシー発症

■効果のモニタリングポイント
　抗Ａ型肝炎ウイルス抗体の抗体価の確認

■副作用のモニタリングポイント
　全身倦怠感，局所の疼痛，局所の発赤，発熱，頭痛など[※2]

商品名
乾燥組織培養不活化Ａ型肝炎ワクチン：エイムゲン

▶▶▶留意事項

[※1] 2〜4週間間隔で2回筋注または皮下注し，抗体が陽性となることで，予防が期待できる．長期にわたり抗体価を維持するためには，この後に3回目の接種を行う．

[※2] 接種後に局所の異常反応，体調変化，高熱，痙攣などがみられたら速やかに医師の診察を受ける．

Chapter 1 ウイルス性肝炎

1.2 B型肝炎

学習のポイント

主な臨床症状
1. B型急性肝炎：発熱，食欲不振，嘔気，全身倦怠感，遅れて黄疸
2. B型慢性肝炎：全身倦怠感，食欲不振等を認める場合もあるが，多くの場合症状は認めない．

主な臨床検査値
1. B型急性肝炎：AST・ALT・LDHの上昇，IgM型HBc抗体高力価陽性，比較的低値なHBc抗体
   1) 黄疸例：T-Bil高値
2. B型慢性肝炎：AST・ALTの持続的上昇，HBs抗原持続陽性（6か月以上），HBc抗体高力価陽性

主な治療薬
1. B型急性肝炎：基本的に治療薬は必要ない．
   1) 急性肝炎重症型（プロトロンビン時間40％以下）に対して：核酸アナログ製剤〈ラミブジン〉
2. B型慢性肝炎
   1) インターフェロン製剤〈インターフェロンα，インターフェロンβ，ペグインターフェロンα-2a〉
   2) 核酸アナログ製剤〈ラミブジン，アデホビル，エンテカビル，テノホビル〉

概要

B型肝炎（hepatitis B：HB）は，B型肝炎ウイルス（hepatitis B virus：HBV）の感染が原因である．出産時ないし乳幼児期において感染する，いわゆる**垂直感染**と，性交渉，医療従事者の針刺し事故，輸血など，成人で感染する**水平感染**がある．

出産時ないし乳幼児期にHBVに感染すると，9割以上は持続感染に移行する．そのうち約9割は若年期にHBe抗原陽性からHBe抗体陽性へとセロコンバージョン[注1]を起こして非活動性キャリアとなり，病態は安定化する．しかし，残りの約1割では，ウイルスの活動性が持続して慢性肝炎の状態が続き，年率約2％で肝硬変へ移行し，年率5～8％で肝細胞癌，肝不全に進展する（図1）．

● B型肝炎ウイルスの抗原など ●

HBe抗原，HBs抗原，HBc抗原は，HBVに関連するタンパク質であり，次のような特徴がある．

HBe抗原：HBVの増殖時に放出されるタンパク質
HBs抗原：HBVの外側を包んでいる外殻（エンベロープ）を構築しているタンパク質
HBc抗原：HBVの内部の核にあるタンパク質

なかでも，IgM型HBc抗体は，HBV感染後，約1週間で陽性となり，3～12か月後に消失するというもので，一過性に高力価で出現するため，B型急性肝炎の診断に有用である．

Word AST（GOT）
アスパラギン酸アミノトランスフェラーゼ
asparate aminotransferase

Word ALT（GPT）
アラニンアミノトランスフェラーゼ
alanine aminotransferase

Word LDH
乳酸脱水素酵素（乳酸デヒドロゲナーゼ）
lactate dehydrogenase

Word T-Bil
総ビリルビン
total bilirubin

注1：セロコンバージョンとは，HBe抗原陽性から抗体陽性に転換すること

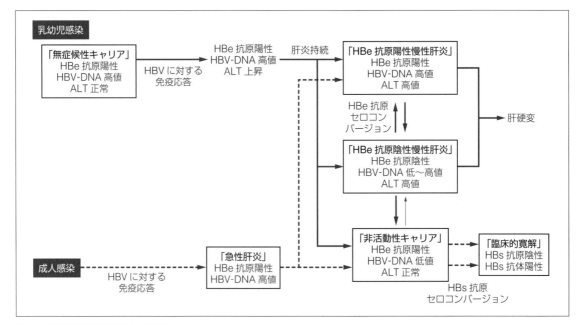

図1 HBV 持続感染者の自然経過

● 疫学 ●
わが国ではその感染率は約1%で，HBVキャリア数は90万人と推測されている．

臨床症状・診断

❶ B 型急性肝炎

成人感染で発症する B 型急性肝炎は，約1～6か月の潜伏期間を経て発熱，食欲不振，嘔気，全身倦怠感の症状が生じ，その後，黄疸が出現する．発熱などの症状は A 型に比べて弱い．

検査所見としては，HBs 抗原が陽性であれば B 型肝炎と診断されるが，急性肝炎の場合は IgM 型 HBc 抗体高力価が陽性で，HBc 抗体が比較的低値であることが確認できれば，B 型急性肝炎と診断される[注2]．その他，AST・ALT・LDH が上昇する．黄疸例では T-Bil が高値となる．

❷ B 型慢性肝炎

自覚症状として全身倦怠感や食欲不振などを認める場合もあるが，多くの場合症状は認めない．

検査所見では AST・ALT の持続的上昇，HBs 抗原持続陽性（6 か月以上）で HBc 抗体が高力価陽性となる．

また，病態の把握にはウイルス量，遺伝子型（ゲノタイプ），HBe 抗原の有無，さらに生体側の要因として性別，年齢などが考慮される．ウイルス量（HBV-DNA）については表2に示すが，高ウイルス量の場合，発癌率が高いため予後に関連する．

注2：HBV に急性感染を経過した場合，HBc 抗体は，ほぼ生涯にわたって血中に存在するため，抗体陽性というだけでは感染診断が難しく，抗体価の高低で判断する必要がある．検査により高値で陽性（高力価）と低値で陽性（低力価）とに分けられる．高力価の場合は持続感染，低力価の場合は既往感染あるいは一過性感染を表す．

表1 抗原抗体反応とHBV感染

抗原抗体反応		感染の有無など
HBs抗原（＋）		HBVに感染している（通常，HBc抗体も陽性）
HBs抗体（＋）		HBVの既往感染（多くはHBc抗体も陽性） HBVワクチン接種後（HBc抗体陰性）
HBe抗原（＋）		HBVの増殖力が強い
HBe抗体（＋）		HBVの増殖力が弱い
IgM型HBc抗体（＋）	高力価	B型急性肝炎（初感染）
	低力価	B型慢性肝炎の急性増悪，キャリア発症の急性肝炎
HBc抗体（＋）	高力価	HBVに感染している（HBs抗原も陽性）
	低力価	HBVの感染既往（過去に感染） ※多くはHBs抗体も陽性

表2 HBVのウイルス量（活動性の評価）

ウイルス量	HBV-DNA量
高値	≧7.0 log copies/mL
中値	4.0〜7.0 log copies/mL
低値	＜4.0 log copies/mL

治療

B型急性肝炎は自然治癒傾向が強く，9割以上の症例が無治療のまま，HBs抗原陰性，引き続いてHBs抗体陽性となるため，経口摂取が不十分な場合には輸液療法を行うが，基本的に治療薬は必要ない．

B型肝炎に対して副腎皮質ステロイド薬やグリチルリチン製剤を投与すると，肝炎の遷延化，慢性化につながる可能性がある．急性肝炎重症型（プロトロンビン時間40％以下）に対しては**ラミブジン**の投与が有効である．ラミブジンの投与は，HIV感染の合併がないことを確認のうえ，プロトロンビン時間が40％以下になる前に開始し，HBs抗原の陰性化で中止することが推奨されている．

> ● B型肝炎の予防 ●
> B型肝炎の感染予防薬としてHBワクチンがある．B型肝炎ウイルスのキャリアの家族・婚約者，血友病，再生不良性貧血，白血病，腎透析などの患者，医療従事者（医師，薬剤師，看護師，検査技師など），B型肝炎ウイルスをもつ母親から生まれる子どもなどを対象にHBs抗原陽性血液の汚染事故後のB型肝炎発症予防や新生児のB型肝炎予防として投与される．

１ B型肝炎治療

(1) 治療の対象

HBV持続感染者の治療は，年齢，病期，炎症と線維化の程度，病態進行の程度，肝硬変や肝細胞癌への進展リスクなどにより判断するが，重要な基準は，組織学的進展度，ALT値およびHBV-DNA量である．ALT値が高値であるほ

ど，肝臓癌の発症率が増加するといわれている．国内（厚労省研究班）の治療対象の基準は表3の通りである．

通常，無症候性キャリアや非活動性キャリアは治療の対象とならないが，非活動性キャリアでもHBV-DNA陽性かつ線維化が進展し発癌リスクが高い場合は治療対象となる．

(2) 治療の目標

治療目標は，HBV感染者の生命予後およびQOLの改善である．そのためには肝炎の活動性および肝線維化進展の抑制による慢性肝不全の回避と肝細胞癌の発症抑制が望まれる．したがって，表4の項目について長期的目標および長期的目標達成までの短期的目標として治療を行っていく．

表3 B型肝炎の治療対象基準

項目	基準値
ALT値	≧31U/L
HBV-DNA量	>4.0 log copies/mL

表4 B型肝炎の治療目標

長期的目標	HBs抗原陰性
短期的目標	・ALT値正常化（30 U/L以下） ・HBe抗原陰性かつHBe抗体陽性 ・HBV-DNA増殖抑制

治療薬

治療薬としては抗ウイルス療法として**インターフェロン（IFN）製剤**と**核酸アナログ製剤**が用いられる．

❶ インターフェロン製剤

インターフェロン（IFN）は，抗ウイルス作用のほか免疫賦活作用を有している．そのタイプにはインターフェロンα（IFN-α），インターフェロンβ（IFN-β）およびPeg化により血中からのIFNの消失時間を延長させ効果を持続させた**ペグインターフェロンα-2a（Peg-IFN-α-2a）**がある．IFNは，小柴胡湯との併用は禁忌である（表5，表6）．

IFN-αは，HBe抗原陽性でかつDNAポリメラーゼ陽性のB型慢性活動性肝炎のウイルス血症の改善に適応となっているが，Peg-IFN-α-2aは，HBe抗原の有無に関係なく効果が認められることから，B型慢性活動性肝炎のウイルス血症の改善に適応を有している．HBe抗原陽性のB型慢性肝炎に対するIFN治療は，HBe抗原の陰性化率，HBe抗原セロコンバージョン率，HBV-DNA陰性化率，ALT正常化率において高い効果を示し，IFN-α，IFN-βに比べてPeg-IFN-α-2aでより有意に高い効果を示す．

Word ▶ IFN
インターフェロン
interferon

Word ▶ Peg-IFN
ペグインターフェロン
pegylated interferon

表5 インターフェロン製剤の種類と特徴

タイプ		投与方法	適応	禁忌など
IFN-α	天然型	1日1回	皮下注または筋注	HBe抗原陽性でかつDNAポリメラーゼ陽性のB型慢性活動性肝炎	【禁忌】自己免疫性肝炎 【併用禁忌】小柴胡湯（間質性肺炎の出現）
	IFN-α-2b 遺伝子組換え型	1日1回	筋注		
IFN-β	天然型	初日1回，以後6日間1日1～2回，2週目より1日1回	静注または点滴静注		
Peg-IFN-α-2a	遺伝子組換え型	週1回	皮下注	B型慢性活動性肝炎	

表6 IFNの主な副作用

投与時期	副作用	頻度
初期 （1～2週間）	インフルエンザ様症状，発熱，頭痛，倦怠感	≧90%
	食欲不振，嘔気	≧85%
中期 （2～12週間）	白血球・好中球減少	≧90%
	血小板減少	＜5%
	うつ症状	≧10%
	糖尿病	＜5%
	不整脈	＜5%
後期 （12週以降）	心筋症，心不全，狭心症，心筋梗塞	頻度不明
	間質性肺炎	＜5%
	甲状腺機能異常	≧5%
	脱毛	≧5%

IFNの投与においては投与初期に，発熱を含めたインフルエンザ様症状がみられるため，あらかじめ消炎解熱鎮痛薬の投与など十分配慮する必要がある．副作用対策として天然型IFN-αの投与では夜間に投与することでインフルエンザ様症状を軽減できる．また，うつ症状などでIFN-αを投与できない場合はIFN-βの投与を考慮する．

❷ 核酸アナログ製剤

核酸アナログ製剤は，HBV-DNAポリメラーゼに対して強力かつ選択的な阻害作用を有し，HBV複製過程を直接抑制する逆転写酵素阻害薬である．B型慢性活動性肝炎に適応を有する核酸アナログ製剤にはラミブジン，アデホビル，エンテカビル，テノホビルがある．

核酸アナログ製剤では投与終了後にウイルス再増殖による肝機能の悪化もしくは肝炎の重症化が認められることがある．そのため，投与を終了する場合，投与終了後少なくとも4か月間は，原則として，2週間ごとに患者の臨床症状と検査値（HBV-DNA量，ALT値および必要に応じT-Bil値）を確認する必要がある．

核酸アナログ中止のための患者背景における必要条件は，次の3項目である．
①核酸アナログ中止後には肝炎再燃が高頻度にみられ，ときに重症化する危険性があることを主治医，患者共に十分理解している
②中止後の経過観察が可能であり，再燃しても適切な対処が可能である
③線維化が軽度で肝予備能が良好であり，肝炎が再燃した場合でも重症化しにくい症例である

(1) ラミブジン（LAM）

ラミブジンは，短期的な効果は認められているものの，長期的効果が劣ると考えられている．また，長期投与によるラミブジン耐性ウイルスの出現率が高いとされており，耐性ウイルスの出現が問題点である（**表8**）．

(2) アデホビル (ADF)

アデホビル単独投与の長期的効果は中等度であるが，ラミブジンとの交差耐性がなく，ラミブジン耐性株にも有効である．また，ラミブジン耐性ウイルスによる肝炎再燃例に対しても有効性が確認されている．

また，アデホビル耐性ウイルスの出現率はラミブジンに比べて低いが，ラミブジンからアデホビル単独に切り換えた症例，高齢者，ラミブジン耐性例でアデホビル耐性ウイルスが出現しやすいと報告されている．

(3) エンテカビル (ETV)

エンテカビルは，ラミブジンやアデホビルよりも高い抗ウイルス効果を有し，ラミブジン耐性株にも有効である．また，耐性ウイルスの出現率がラミブジンに比べて極めて低い．妊娠の可能性がある婦人に対しては胎児への影響（催奇形性）から避妊するよう指導する必要がある．

(4) テノホビル (TDF)

核酸アナログ製剤未投与例に対するテノホビルの治療効果はエンテカビルと同等であり，従来の核酸アナログ製剤に抵抗性を示す症例，または無効例に対しても有効である．また，現在のところ耐性ウイルスの出現は認められていない．

表7 核酸アナログ製剤の重大な副作用

医薬品	重大な副作用
ラミブジン	血小板減少，横紋筋融解症
アデホビル	腎機能障害，低リン血症[注3]にともなう骨軟化，乳酸アシドーシス，脂肪沈着による重度の脂肪肝など
エンテカビル	アナフィラキシー，乳酸アシドーシス
テノホビル	腎機能障害，低リン血症[注3]にともなう骨軟化，乳酸アシドーシス，脂肪沈着による重度の脂肪肝，膵炎など

注3：Fanconi症候群を含む．

表8 核酸アナログ製剤の耐性ウイルス出現率

	ラミブジン	アデホビル	エンテカビル
1年目	20%	0%	0.2%
2年目	35.4%	3%	0.5%
3年目	47.1%	11%	3.3%

薬物療法

p.107で述べたようにB型急性肝炎は自然治癒することが多く，薬による治療が適用されることは少ない．

よってここでは，B型慢性肝炎の薬物療法のみ解説する．

B型慢性肝炎治療ガイドラインでは治療薬の特性を考慮してB型慢性肝炎に対する抗ウイルス療法の基本方針が示されている（図2）．

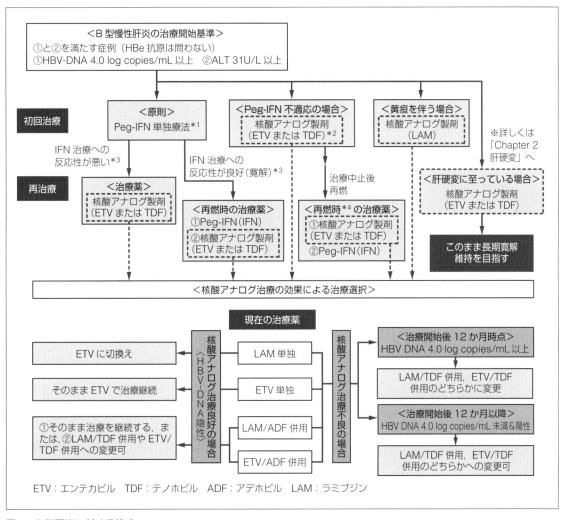

図2 B型肝炎に対する治療

*1：HBe抗原セロコンバージョン率やHBV-DNA陰性化率が必ずしも高くはないこと，個々の症例における治療前の効果予測が困難であること，予想される副反応などを十分に説明
*2：長期継続投与が必要なこと，耐性変異のリスクがあることを十分に説明．挙児希望がある場合には，妊娠中の投与リスクについて説明
*3：ALT正常化，HBV-DNA量低下（HBs抗原量低下），さらにHBe抗原陽性例では，HBe抗原陰性化を参考に治療終了後24～48週時点で判定
*4：ETV中止後再燃時の再治療基準：HBV-DNA量5.8 log copies/mL以上またはALT 80 U/L以上

❶ B型慢性肝炎の初回治療

治療対象基準であるHBV-DNA量＞4.0 log copies/mLかつALT値≧31 U/Lを満たした場合に，初回治療として① Peg-IFN，②エンテカビル（ETV）あるいはテノホビル（TDF）を選択する．ただし，Peg-IFN不適応[注4]でない限り，原則，Peg-IFN単独療法（48週投与）を優先する[注5]．

しかし，Peg-IFN不適応の場合や線維化の進展により肝硬変に至っている可能性が高い場合は，核酸アナログ製剤（ETVまたはTDF）を選択し，長期寛解維持を目指す．

注4：IFN治療を受けられない病態（貧血，好中球減少症，血小板減少症，うつ病，高血圧症，糖尿病，甲状腺機能異常，自己免疫疾患）を有する患者，高齢者，IFNを含む治療で副作用により治療中止した患者．

注5：特に，若年者や挙児希望者など，核酸アナログ製剤の長期投与に問題がある場合には第一選択とする．

処方例

HBV-DNA 量＞ 4.0 log copies/mL かつ ALT 値≧ 31 U/L の B 型慢性肝炎の初回治療
若年者や挙児希望者など，核酸アナログ製剤の長期継続投与を回避したいため，①と②を処方する．
　① Peg-IFN-α-2a 注　1 回 90 μg　週 1 回　皮下注　48 週間（標準）
　※投与開始前に，好中球数≧ 1,500/μL，血小板数≧ 90,000/μL，ヘモグロビン量≧ 10g/dL であることを確認する．
　② アセトアミノフェン錠 200 mg　1 回 2 錠　①投与前

商品名
Peg-IFN-α-2a：ペガシス
アセトアミノフェン：カロナール

処方解説◆評価のポイント

■処方目的
　処方薬①：ALT 値の正常化（30 U/L 以下），ウイルスの増殖抑制
　処方例②：IFN の投与による発熱を含めたインフルエンザ様症状の軽減[※1]
■主な禁忌症
　処方薬①：自己免疫性肝炎，小柴胡湯
　処方薬②：消化性潰瘍，重篤な血液・肝・腎障害・心機能不全，アスピリン喘息
■効果のモニタリングポイント
　処方薬①：HBV-DNA 量，ALT の改善を確認する[※2]
　処方薬②：体温および自覚症状を確認する．
■副作用のモニタリングポイント
　処方薬①：発熱など，表 6（p.111）参照
　処方薬②：アナフィラキシー症状[※3]，皮膚障害，肝障害，腎障害

▶▶▶ **留意事項**
[※1] IFN によるインフルエンザ様症状は投与初期にはほとんどの患者で現れるため，非ステロイド性抗炎症薬で対処する．
[※2] 投与中は定期的に血液学的検査を行い，状況により用量調節，中止を考慮する．
[※3] アナフィラキシー症状では，呼吸困難，全身潮紅，血管浮腫，蕁麻疹などがあらわれる．

❷ B 型慢性肝炎の再治療

前回の治療で HBV-DNA 量および ALT 値の低下がみられたものの，その後再燃した場合の再治療については，前回治療が Peg-IFN（あるいは IFN の治療効果が認められない場合，Peg 化されていない従来の IFN）であった場合には Peg-IFN での治療を考慮する．

IFN に忍容性が乏しい場合や線維化の進展が認められる場合には，**エンテカビルあるいはテノホビル**による治療を行う．また，核酸アナログ製剤の治療で再燃を認めた場合（ALT 値≧ 80 U/L または HBV-DNA 量≧ 5.8 log copies/mL）は，原則として再度核酸アナログ製剤による治療を行う．

❸ 核酸アナログ治療効果良好例・不良例

核酸アナログ製剤で治療中に短期的目標（HBV-DNA 陰性化）の達成度を評価し，現在の治療方針を考慮する必要がある（図 2）．

（1）核酸アナログ治療効果良好の場合

HBV-DNA 陰性化が達成されている場合，前治療がラミブジン投与の場合，耐性ウイルス出現の可能性を考慮して**エンテカビル**へ変更し，前治療がエンテカビル投与の場合はそのまま継続する．また，前治療がラミブジン / アデホビル併用あるいはエンテカビル / アデホビル併用の場合，アデホビルの長期投与による副作用を懸念して，**ラミブジン / テノホビル併用あるいはエンテカビル**

/テノホビル併用への変更も可能である．

(2) 核酸アナログ治療効果不良の場合

一方，HBV-DNA が陰性化せず，治療効果が不良（6～12 か月後，HBV-DNA 量≧4.0 log copies/mL）の場合，ラミブジン/テノホビルあるいはエンテカビル/テノホビル併用への変更が推奨される．また，12 か月後，HBV-DNA 量＜4.0 log copies/mL であるが，陽性の場合，ラミブジン/テノホビルあるいはエンテカビル/テノホビル併用への変更も可能である．

処方例

Peg-IFN 不適応の場合や線維化の進展により肝硬変に至っている症例
以下の①②のいずれかを投与する．
　①エンテカビル錠 0.5 mg　1回1錠　1日1回　空腹時
　②テノホビル錠 300 mg　1回1錠　1日1回　朝食後

商品名
エンテカビル：バラクルード
テノホビル：テノゼット

処方解説◆評価のポイント

■処方目的
　処方薬①②[※1, 2]：ウイルスの増殖抑制
■主な禁忌症
　処方薬①②：本剤成分の過敏症など
■効果のモニタリングポイント
　処方薬①②：HBV-DNA の陰性化，ALT の正常化を確認する．
■副作用のモニタリングポイント
　処方薬①：アナフィラキシー，乳酸アシドーシスなど
　処方薬②：腎機能障害，骨軟化，乳酸アシドーシス，重度の脂肪肝，膵炎など

▶▶▶留意事項
[※1] 両剤ともに腎排泄型であることから，腎機能低下症例では投与間隔の調節を行う．
[※2] 肝硬変の場合，ALT 値や HBe 抗原に関係なく投与する．

● B 型劇症肝炎とその治療 ●

(1) B 型劇症肝炎とは

わが国における劇症肝炎の約 40％は HBV によるものである．また，急性感染（急性肝炎）からの劇症化とキャリアからの急性増悪によるものがあり，その予後が異なる．

急性肝炎からの発症ではウイルスが排除される過程にあるため，ウイルスの減少とともに肝炎の改善が期待できる．一方，キャリアからの急性増悪では持続感染状態において，HBV の再増殖が起こって発症するため，ウイルス増殖と肝炎が持続する．

急性感染とキャリアの鑑別は，肝炎ウイルスマーカーを指標にするが，一般に急性感染では，IgM-HBc 抗体が陽性で高力価，HBc 抗体は低力価である．キャリアでは，IgM-HBc 抗体は低力価，HBc 抗体は高力価となる．

(2) 治療方法

劇症肝炎に対しては，成因に対する治療に加えて，肝庇護療法，人工肝補助，全身管理および合併症予防の集学的治療を行う．

服薬指導

❶ インターフェロン製剤
- インターフェロンにより抑うつや自殺企図が現れることがあるため，初期症状（倦怠感，不眠，イライラするなど）に気づいたときにはすぐ医師・薬剤師に相談すること．

❷ 核酸アナログ製剤
- 核酸アナログ製剤では，中止後に肝炎再燃が高頻度に起こるため，自己判断で中止せず，長期継続して服用する必要がある．
- エンテカビルは，食事により吸収が低下するため，必ず空腹時（食後2時間）に服用する．

Chapter 1 ウイルス性肝炎

1.3　C型肝炎

> **学習のポイント**
>
> **主な臨床症状**
> 1. C型急性肝炎：発熱，倦怠感，食思不振，悪心・嘔吐，黄疸
> 2. C型慢性肝炎：炎症が持続すると肝硬変や肝細胞癌へ進展した場合，それぞれに準じた症状が出現
>
> **主な検査値**
> AST・ALT・LDHの上昇，HCV抗体陽性，HCV-RNA陽性
>
> **主な治療薬**
> 1. C型急性肝炎
>   1) HCV-RNAが高値持続する症例で抗ウイルス療法の対象：インターフェロン製剤
> 2. C型慢性肝炎
>   1) インターフェロン製剤〈インターフェロンα，インターフェロンβ，ペグインターフェロンα-2a，ペグインターフェロンα-2b〉
>   2) 核酸アナログ製剤〈リバビリン〉
>   3) 直接作用型抗ウイルス薬（DAA）
>   ・NS3/4Aプロテアーゼ阻害薬〈テラプレビル，シメプレビル，バニプレビル，アスナプレビル，パリタプレビル，グラゾプレビル〉
>   ・NS5A複製複合体阻害薬〈ダクラタスビル，レジパスビル，オムビタスビル，エルバスビル〉
>   ・NS5Bポリメラーゼ阻害薬〈ソホスブビル〉
>   ・配合剤〈ソホスブビル/レジパスビル，オムビタスビル/パリタプレビル/リトナビル〉

概要

　C型肝炎（hepatitis C：HC）は，C型肝炎ウイルス（hepatitis C virus：HCV）の感染が原因である．C型肝炎は血液を介して感染するものであり，近年は静脈内投与薬物（覚せい剤など）の乱用，刺青やピアスあるいは医療従事者の針刺し事故などによる感染が多くなっている．

　C型肝炎ウイルスの感染が成立すると，急性の経過での治癒率は約30％といわれており，約70％が慢性化する．慢性化した場合の自然排除率は稀でHCV感染による炎症の持続により肝線維化が起こり肝硬変や肝細胞癌へ進展する．

　HCVの遺伝子型（ゲノタイプ）には1型（ほとんどが1b型），2a型，2b型があり，それぞれ70％，20％，10％の頻度で存在する．ゲノタイプによって治療効果が異なり，最も多いゲノタイプ1b型で治療効果が低いといわれている．

> ● 疫学 ●
> わが国のC型慢性肝炎のキャリア患者を含めると150～200万人と推測されており，40歳以上に多いと報告されている．また，肝臓癌の80％がC型肝炎によるといわれている．

Word AST（GOT）
アスパラギン酸アミノトランスフェラーゼ
asparate aminotransferase

Word ALT（GPT）
アラニンアミノトランスフェラーゼ
alanine aminotransferase

Word LDH
乳酸脱水素酵素（乳酸デヒドロゲナーゼ）
lactate dehydorogenase

Word DAA
direct acting antiviral

臨床症状・検査

❶ C型急性肝炎
A型肝炎やB型肝炎に比べて軽度なことが多く，発熱，倦怠感，食欲不振，悪心・嘔吐，黄疸がみられる．

検査所見ではAST・ALT・LDH上昇が認められる．

❷ C型慢性肝炎
慢性化し，炎症が持続すると肝硬変や肝細胞癌へ進展した場合，それぞれに準じた症状が出現してくる．

診断

❶ C型急性肝炎
HCVの感染の有無についてはHCV抗体検査を行い，HCV抗体陽性であればC型肝炎ウイルスに感染したことがあることを意味している．一方，HCV-RNA定性検査においてHCV-RNA陽性（感染から1か月で95％以上陽性）であれば現在，感染していることを意味する．また，遺伝子型検査をすることでHCVのゲノタイプを調べることができる．その違いにより治療効果が異なることから，ゲノタイプの特定は治療方法を決定する際の必要事項である．

❷ C型慢性肝炎
C型慢性肝炎は，C型慢性肝炎では，自覚症状はほとんどないが，進行にともなって症状が現れる．血液検査が主体となり，ALT・ASTの値で肝炎の状態を評価する．特にALTは肝病変の進展と関連する．また，超音波検査，画像検査（CT，MRIなど），肝生検にて，肝臓の線維化の程度，肝炎の活動性，進行度，肝臓癌の発生の有無を診断する．

表1 C型肝炎ウイルス抗体検査（ウイルスマーカー）

HCV抗体（+）	高力価	HCVに現在感染している
	低力価	HBVの感染既往（過去に感染）
HCVコア抗原（+）		ウイルスが存在している
HCV-RNA（+）		HCVに感染している

治療薬

❶ インターフェロン（IFN）
C型慢性肝炎のウイルス血症の改善に対して適応があるIFNは，IFN-α，IFN-βとPeg化したPeg-IFN-α-2aおよびPeg-IFN-α-2bがある（表2）．Peg化したIFNは週1回の投与である〔副作用などについてはChapter 1.2 B型慢性肝炎の表6（p.111）参照〕．

表2 インターフェロン製剤

タイプ		投与方法	適応
IFN-α	天然型	1日1回皮下注または筋注,連日または週3回	血中HCV-RNA量が高値ではない
	IFN-α-2b	遺伝子組換え型	1日1回筋注,週6回または週3回	①単独：血中HCV-RNA量が高値ではない患者 ②リバビリンとの併用： ・血中HCV-RNA量が高値 ・IFN製剤単独療法で無効またはIFN製剤単独療法後再燃
IFN-β	天然型	1日1回静注または点滴静注,連日	①単独：HCV-RNAが陽性 ②リバビリンとの併用： ・血中HCV-RNA量が高値 ・IFN製剤単独療法で無効またはIFN製剤単独療法後再燃
Peg-IFN-α-2a	遺伝子組換え型	週1回皮下注	①単独：HCV-RNAが陽性 ②リバビリンとの併用： ・ゲノタイプ（1aまたは1b）でHCV-RNA量が高値 ・IFN製剤単独療法で無効またはIFN製剤単独療法後再燃
Peg-IFN-α-2b	遺伝子組換え型	週1回皮下注	①リバビリンとの併用： ・血中HCV-RNA量が高値 ・IFN製剤単独療法で無効またはIFN製剤単独療法後

❷ 核酸アナログ製剤（リバビリン）

(1) 薬理作用や適応

リバビリンは，HCV由来RNA依存性RNAポリメラーゼの活性を阻害することにより抗ウイルス作用を示す．C型慢性肝炎に対するリバビリンの単独投与では，HCV-RNA量の低下や肝組織の改善効果は認められないが，IFN-α-2bと併用すると，IFN-α-2b単独よりもウイルス排除効果およびALT改善効果が認められている．そのため，リバビリンはIFN-β，Peg-IFN-α-2aあるいはPeg-IFN-α-2bと併用で用いられる．

Peg-IFNとリバビリン併用療法では，Peg-IFN単独療法と比べ，治療終了時のHCV-RNA陰性化がより高率に認められ，治療終了後の再燃率も著明に低下する．

(2) 留意点

リバビリンには蓄積性があり，排泄は主に腎臓で行われるため，腎疾患や腎機能障害のある患者に対しては慎重に投与する必要がある．クレアチニンクリアランス（C_{Cr}）が50 mL/min以下の症例では，血中濃度が上昇し重大な副作用が生じる可能性があるため禁忌である．また，透析ではリバビリンを除去できないことから，透析中の腎不全患者には原則禁忌となっている．

主な副作用は，溶血性貧血で，貧血を有する患者や心疾患（心筋梗塞，心不全，不整脈など）を有する患者やその既往のある患者では慎重投与である．そ

Word ▶ C_{Cr}
creatinine clearance

の他の副作用としては，汎血球減少，無顆粒球症，白血球減少，血小板減少，そう痒症などがある．また，リバビリンは催奇形性と精液中への移行の可能性が認められているため，妊娠する可能性のある女性患者およびパートナーが妊娠する可能性のある男性患者は，投与中および投与終了後6か月間は避妊することを指導する必要がある．また，投与直前に妊娠していないことを確認後に投与を開始し，月1回妊娠検査を実施して妊娠していないことを確認する必要がある．

③ 直接作用型抗ウイルス薬

HCVが肝細胞のなかで増殖するためにはHCV自身がつくる3種類（NS3，NS5A，NS5B）のタンパク質が必須である．**直接作用型抗ウイルス薬（DAA）**は，これらのタンパク質のいずれかの活性を阻害することで増殖を止めるHCVに特異的な治療薬である．その薬剤の分類と特徴を表3に示す．DAAは相互作用により薬剤または併用薬の血中濃度の上昇や低下を起こす可能性があるため併用禁忌となる薬剤が多くある．したがって投与前に十分に確認する必要がある（表4）．

表3　直接作用型抗ウイルス薬（DAA）の作用機序

分類	医薬品	作用機序	備考
NS3/4Aプロテアーゼ阻害薬	テラプレビル シメプレビル バニプレビル アスナプレビル パリタプレビル グラゾプレビル	HCVの複製に必要なNS3/4Aプロテアーゼを阻害する	NS3はHCVのタンパクを適切に切断するプロテアーゼ
NS5A複製複合体阻害薬	ダクラタスビル レジパスビル オムビタスビル エルバスビル	HCVのNS5A複製複合体形成を阻害	NS5AはHCV複製過程の複合体形成に関わる
NS5Bプロテアーゼ阻害薬	ソホスブビル	RNAに取り込まれHCV-RNA鎖伸長を停止させてNS5Bポリメラーゼを阻害する	NS5BはHCVのRNA複製を司るポリメラーゼ

(1) NS3/4Aプロテアーゼ阻害薬

本薬剤は，ゲノタイプ1型のC型慢性肝炎でHCV-RNA量が高値の未治療患者，インターフェロンを含む治療法により無効または再燃時のウイルス血症に対して改善効果を発揮する．**テラプレビルやシメプレビル**などがある．

(a) テラプレビル

テラプレビルは，前述のゲノタイプ1型の患者だけでなく，ゲノタイプ2型のC型慢性肝炎におけるインターフェロン製剤の単独療法，またはリバビリンとの併用療法で無効または再燃時のウイルス血症の改善にも適応する．単独投与ではなくPeg-IFN-α-2bおよびリバビリンとの併用で12週間投与を原則とする．

ゲノタイプ1型かつ高ウイルス量の患者に対する併用療法（Peg-IFN-α-2bおよびリバビリン24週間，テラプレビル12週間）のSVR率は，初回例で73.0％，再燃例で88.1％，前治療無効例で34.4％である．また，ゲノタイプ2型に対するSVR率[注1]は再燃例では88.0％，前治療無効例では50.0％である．

テラプレビルは，CYP3A4/5阻害作用，P-gp，有機アニオン輸送ポリペプチドOATP1B1の阻害作用，さらにCYP3A4によって代謝されるため，CYP3A4/5により代謝される薬剤やP-gp，OATP1B1の基質である薬剤，CYP3A4を誘導する薬剤やCYP3A4を阻害する薬剤との併用により併用薬やテラプレビルの血中濃度の変動を生じる可能性がある．

(b) シメプレビル

単独投与ではなくPeg-IFN-α-2aまたはPeg-IFN-α-2bおよびリバビリンとの併用で12週間投与を原則とする．シメプレビルは主にCYP3Aにより代謝され，P-gp，OATP1B1の基質であり，また，CYP3A，P-gpおよびOATP1B1を阻害する．したがって，CYP3Aの阻害薬や誘導薬との併用やP-gpやOATP1B1Pを介して輸送される薬剤と併用した場合，シメプレビルや併用薬の血中濃度を変動させる可能性がある．

(c) アスナプレビル

アスナプレビルは，ゲノタイプ1b型のC型慢性肝炎でインターフェロンを含む治療法に不適格の未治療あるいは不耐容，またはインターフェロンを含む治療法で無効時におけるウイルス血症の改善に適応となる．ダクラタスビルとの併用で24週間投与する．併用療法におけるSVR$_{24}$率は，IFNを含む治療法に不適格の未治療/不耐容患者87.4％，前治療無効患者80.5％である．アスナプレビルは，CYP3A，P-gp，OATP1B1および2B1の基質である．また，CYP2D6，OATP1B1，OATP1B3，OATP2B1およびP-gpに対する阻害作用およびCYP3A4の誘導作用を有する．そのため，CYP3A4の誘導薬または阻害薬，OATPの阻害薬，治療域の狭いCYP2D6の基質との併用によって，アスナプレビルまたは併用薬の血中濃度が変動する可能性があることから，これらの薬剤は併用禁忌である．

(d) グラゾプレビル

グラゾプレビルは，単独ではなく，NS5A阻害薬であるエルバスビルとの併用で，12週間投与する．ゲノタイプ1型のC型慢性肝炎またはC型代償性肝硬変におけるウイルス血症の改善に適応がある．グラゾプレビルは，CYP3A，P-gpおよびOATP1Bの基質であり，腸管のCYP3A，BCRPを阻害する．したがって，CYP3A誘導薬やOATP1B阻害薬などとの併用により血中濃度の変動を生じるため，これらの薬剤などとは，併用禁忌や併用注意である．主な副作用としては，肝機能障害，頭痛，倦怠感，下痢，便秘，発疹などがある．

注1：SVR（ウイルス化学的著効）率とは，ウイルスが体内から完全に消失する率のことで，通常，治療終了後，半年分のウイルス化学的著効率を指す．なお，SVR$_{24}$率では，治療終了後24週分の，SVR$_{12}$率は治療終了後12週分のウイルス化学的著効率を表す．

Word P-gp
P-糖タンパク質
P-glycoprotein

Word OATP
有機アニオン輸送ポリペプチド
organic amon transporting polypeptide

Word BCRP（ABCG2）
乳癌耐性タンパク質
breast cancer resistance protein

Word SVR
sustained virological response

Word CYP450
シトクロム450
cytochrome P450

表4 直接作用型抗ウイルス薬（DAA）の適応・用法など

分類	医薬品	適応	適応患者	用法	備考
NS3/4Aプロテアーゼ阻害	テラプレビル	・ゲノタイプ1型のC型慢性肝炎 ・ゲノタイプ2型のC型慢性肝炎	IFN製剤の単独療法、またはリバビリンとの併用療法で無効または再燃となった患者	・Peg-IFN-2bおよびリバビリンと併用 ・1回750 mgを1日3回食後、12週間投与	【相互作用】 ・CYP3A4/5阻害作用 ・P-gp, OATP1B1の阻害作用 ・CYP3A4により代謝 【禁忌】 コントロールの困難な心疾患（心筋梗塞、心不全、不整脈など）のある患者、異常ヘモグロビン症（サラセミア、鎌状赤血球性貧血など）の患者
	シメプレビル	・ゲノタイプ1型のC型慢性肝炎	HCV-RNA量が高値の未治療患者、IFNを含む治療法により無効または再燃となった患者	・Peg-IFN-2aまたはPeg-IFN-2bおよびリバビリンと併用 ・1回100 mgを1日1回12週間経口投与	【相互作用】 ・CYP3Aにより代謝 ・P-gp, OATP1B1の基質 ・CYP3A, P-gp, OATP1B1を阻害
	アスナプレビル	・ゲノタイプ1型のC型慢性肝炎、C型代償性肝硬変	HCV-RNA量が高値の未治療患者、IFNを含む治療法により無効または再燃となった患者	・ダクラタスビルと併用 ・1回100 mgを1日2回24週間経口投与	【相互作用】 ・CYP3A, P-gp, OATP1B1, OATP2B1の基質 ・CYP2D6, OATP1B1, OATP1B3, OATP2B1, P-gpに対する阻害作用 ・CYP3A4の誘導作用 【禁忌】 中等度以上（Child-Pugh分類BまたはC）の肝機能障害または非代償性肝疾患のある患者注2
	グラゾプレビル			・エルバスビルと併用 ・1回100 mgを1日1回12週間経口投与	【相互作用】 ・CYP3A, P-gp, OATP1Bの基質 ・CYP3A, BCRPを阻害 【併用禁忌】 シクロスポリン、アタザナビル、ダルナビル、ロピナビル/リトナビル、サキナビル、カルバマゼピン、フェニトイン、ホスフェニトイン、フェノバルビタール、リファブチン、セントジョーンズワート、エファビレンツ、リファンピシン 【禁忌】 中等度または重度の肝機能障害（Child-Pugh分類BまたはC）
NS5A複製複合体阻害	ダクラタスビル			・アスナプレビルと併用 ・1回60 mgを1日1回24週間経口投与	【相互作用】 ・CYP3A4, P-gpの基質 ・P-gp, OATP1B1, OATP1B3, BCRPの阻害作用 【禁忌】 妊婦または妊娠している可能性のある婦人
	エルバスビル			・グラゾプレビルと併用 ・1回50 mgを1日1回12週間経口投与	【相互作用】 ・CYP3A, P-gpの基質 ・P-gp, BCRPを阻害 【併用禁忌】 リファンピシン、カルバマゼピン、フェニトイン、ホスフェニトイン、フェノバルビタール、リファブチン、セントジョーンズワート、エファビレンツ
NS5Bポリメラーゼ阻害	ソホスブビル	・ゲノタイプ2型のC型慢性肝炎、C型代償性肝硬変		リバビリンとの併用において、1回400 mgを1日1回12週間経口投与	【相互作用】 ・トランスポーター（P-gp, BCRP）の基質 【併用禁忌】 リファンピシン、カルバマゼピン、フェニトイン、セントジョーンズワート 【禁忌】 重度の腎機能障害（eGFR＜30 mL/分/1.73m²）または透析を必要とする腎不全

注2：本剤の血中濃度が上昇する

(2) NS5A 複製複合体阻害薬
 (a) ダクラタスビル

ダクラタスビルは，ゲノタイプ 1b 型の C 型慢性肝炎でインターフェロンを含む治療法に不適格の未治療あるいは不耐容，またはインターフェロンを含む治療法で無効時におけるウイルス血症の改善に適応となる．アスナプレビルとの併用で 24 週間投与する．CYP3A4 および P-gp の基質，P-gp，OATP1B1，OATP1B3 の阻害作用を有する．そのため CYP3A4 の誘導薬または阻害薬，OATP の阻害薬との併用によって，ダクラタスビルまたは併用薬の血中濃度が変動する可能性があることから，これらの薬剤は併用禁忌である．

 (b) エルバスビル

エルバスビルは，単独でなく，グラゾプレビルとの併用で 12 週間投与する．ゲノタイプ 1 型の C 型慢性肝炎または C 型代償性肝硬変におけるウイルス血症の改善に適応がある．エルバスビルは CYP3A および P-gp の基質であり，腸管の P-gp，BCRP を阻害する．したがって，CYP3A 誘導薬および P-gp 誘導薬などと併用禁忌や併用注意である．主な副作用としては，肝機能障害，頭痛，倦怠感，下痢，便秘，発疹などがある．

(3) NS5B ポリメラーゼ阻害薬

ソホスブビルは，未治療または前治療のあるゲノタイプ 2 型の C 型慢性肝炎患者または C 型代償性肝硬変におけるウイルス血症の改善に適応となる．リバビリンとの併用で 12 週間投与する．未治療の患者の SVR_{12} 率は 97.6％，前治療のある患者の SVR_{12} 率は 94.7％との報告がある．P-gp，BCRP の基質であるため，P-gp の誘導作用を有するリファンピシン，カルバマゼピン，フェニトイン，セントジョーンズワートとは併用禁忌である．主な副作用は，貧血，頭痛，倦怠感，悪心，そう痒症などがある．

❹ 直接作用型抗ウイルス薬の配合剤

(1) SOF/LDV 配合剤

ゲノタイプ 1 型の C 型慢性肝炎または C 型代償性肝硬変におけるウイルス血症の改善に適応となる．1 日 1 回 1 錠（レジパスビル 90 mg，ソホスブビル 400 mg）の 12 週間経口投与により，SVR 率が 100％になるという報告がある．重度の腎機能障害（eGFR＜30 mL/分/1.73 m²）または透析を必要とする腎不全患者には禁忌である．

副作用としては貧血，鼻咽頭炎，頭痛，全身倦怠，皮膚そう痒がある．

ソホスブビルおよびレジパスビルは，P-gp，BCRP の基質であり，腸管内で P-gp を誘導する薬剤との併用で血中濃度が低下する可能性がある．そのため，リファンピシン，カルバマゼピン，フェニトイン，セントジョーンズワートとの併用は禁忌である．また，胃内 pH が上昇すると，レジパスビルの溶解性が低下して血中濃度が低下する可能性があるため，胃内 pH を上昇させる薬剤（制酸薬，H_2 受容体拮抗薬など）との併用には注意する．さらにアミオダロンとの併用で徐脈性不整脈の発症の可能性があり，アミオダロンとの併用も

避けることが望ましい.

(2) OBV/PTV/r 配合剤

ゲノタイプ1型のC型慢性肝炎またはC型代償性肝硬変におけるウイルス血症の改善に適応となる.1日1回2錠(オムビタスビル25 mg,パリタプレビル150 mg,リトナビル100 mg)の12週間投与により,SVR率91〜98%である.

抗HIV薬である**リトナビル**は,プロテアーゼ阻害薬で,強力なCYP3A4阻害作用によって他のプロテアーゼ阻害薬の代謝を阻害することから**パリタプレビルの血漿中濃度の上昇を期待して配合されている**.

副作用として肝機能障害があり,中等度以上(Child-Pugh分類BまたはC)の肝機能障害患者には投与禁忌である.その他の主な副作用としては,末梢性浮腫,頭痛,悪心,そう痒症,悪心,口内炎がある.

オムビタスビルはP-gpの基質,パリタプレビルはP-gp,BCRP,有機OATP1B1,OATP1B3の基質であり阻害薬である.リトナビルは主にCYP3A4/5で代謝されるとともにP-gpの基質であり阻害薬である.また,CYP3A4およびBCRPの阻害作用も有する.CYP3A,P-gp,BCRP,OATP1B1,OATP1B3を基質とする薬剤との併用ではこれら薬剤の血中濃度を上昇させることがあるため,併用禁忌,用量調節などの対応が必要である.

表5 配合剤の直接作用型抗ウイルス薬

医薬品	適応	用法用量	相互作用	禁忌
SOF/LDV配合剤	ゲノタイプ1型のC型慢性肝炎,C型代償性肝硬変	1日1回1錠(レジパスビル90 mg,ソホスブビル400 mg)を12週間経口投与	・レジパスビル,ソホスブビルはトランスポーター(P-gp,BCRP)の基質 【併用禁忌】 リファンピシン,カルバマゼピン,フェニトイン,セントジョーンズワート	重度の腎機能障害(eGFR<30 mL/分/1.73m²)または透析を必要とする腎不全
OBV/PTV/r配合剤		1日1回2錠(オムビタスビル25 mg,パリタプレビル150 mg,リトナビル100 mg)を食後に,投与期間は12週間	・オムビタスビル:P-gpの基質 ・パリタプレビル:主にCYP3A4/5で代謝,P-gp,BCRP,有機アニオントランスポーター(OATP1B1,OATP1B3)の基質であり阻害剤. ・リトナビル:主にCYP3A4/5で代謝される.P-gp,CYP3A4,BCRPの阻害作用を有する. 【併用禁忌】 アゼルニジピン,トリアゾラム,ブロナンセリン,ピモジド,エルゴタミン,エルゴメトリン,シルデナフィル,リバーロキサバン,リオシグアト,シンバスタチン,カルバマゼピン,フェニトイン,フェノバルビタール,リファンピシン,エファビレンツ,セントジョーンズワート,エチニルエストラジオールなど(添付文書参照)	中等度以上(Child-Pugh分類BまたはC)の肝機能障害

リトナビル:パリタプレビルの血漿中濃度を上昇

薬物療法

❶ C型急性肝炎

C型急性肝炎は，約70％が慢性化する．

慢性化した場合，ウイルスの自然排除は期待できない．HCV-RNAが高値持続する症例では，インターフェロン療法を行うことが望ましく，C型慢性肝炎の治療に準じてHCVのゲノタイプやウイルス量を考慮して薬物療法を選択する．

❷ C型慢性肝炎の治療概要

(1) 治療の対象

肝病変への進展はALTの上昇にともなって進行し，肝の線維化とともに肝臓癌発症のリスクも高まり，ALTが高いほど，線維化が進んでいるほど発癌率も上昇する．また，ほかの肝臓癌発症の危険因子としては高齢者，男性がある．

したがって，ALT上昇例（ALT≧30 U/L），あるいは血小板数低下例（PLT＜15万/μL）の全例が治療の対象となる．また，肝臓癌発症の危険因子を有する患者では，この基準以下でも早期に抗ウイルス療法を考慮すべきである．

> **Word** PLT
> 血小板
> platelet

(2) 治療の目標

C型慢性肝炎の治療の目標は，HCV持続感染により発症する慢性肝疾患の予後を改善し，肝細胞癌へ進展ならびに肝疾患による関連死を抑止することである．そのため抗ウイルス療法によるHCVの排除を目指す．

(3) 治療方針

C型慢性肝炎治療ガイドラインでは治療薬の特性を考慮してC型慢性肝炎に対する抗ウイルス療法の基本方針が示されている．

高発癌リスク群（高齢かつ線維化進展例）では可及的速やかにウイルス療法を行う必要があり，低発癌リスク群（非高齢かつ線維化軽度例）では治療効果，副作用，ならびに肝発癌リスクを考慮して抗ウイルス療法の適応を決める．

ウイルス排除ができない場合，肝病変進展予防あるいは肝発癌予防を目指して肝庇護療法を行う．また，肝炎鎮静化を目的としたPeg-IFN（IFN）少量長期投与も選択肢となる．

❸ ゲノタイプ1型のC型慢性肝炎

(1) 初回治療

ゲノタイプ1型の初回治療ではウイルス量に関係なく腎機能の評価を行い，重度の腎障害がない症例では，ソホスブビル／レジパスビル併用療法（SOF/LDV配合剤），あるいは，腎機能に関係なく，エルバスビル／グラゾプレビル併用療法が第一選択となる．Y93変異のない症例であればオムビタスビル／パリタプレビル／リトナビル併用療法（OBV/PTV/r配合剤）が第一選択となるが，Y93/L31変異がない場合，ダクラタスビル／アスナプレビル併用療法も選択肢となる．

Chapter 1 ウイルス性肝炎

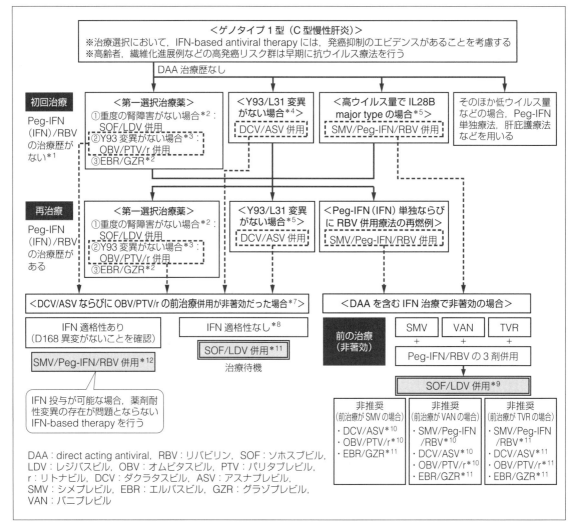

図1 ゲノタイプ1型のC型慢性肝炎の治療

* 1： RBV併用をしないPeg-IFN（IFN）単独の既治療例は初回治療に含む
* 2： SOF/LDVならびにEBR/GZR使用前のY93変異測定については，現時点で推奨されていないが，今後，市販後の治療成績が十分に検討される必要がある
* 3： ゲノタイプ1a型に対するOBV/PTV/rの有効性は確立していない．原則としてカルシウム拮抗薬の併用は推奨されない．CYP3A, P-gp, BCRP, OATP1B1, OATP1B3を基質とする薬剤との併用にあたっては用量調整を考慮．OBV/PTV/r治療が非著効となった場合に惹起される多剤耐性ウイルスに対しては，現時点で確立された有効な治療法はないことを考慮
* 4： ゲノタイプ1b型は，DCV/ASVも選択肢となる．ただし，DCV/ASV治療前には，極力Y93/L31変異を測定し，変異がないことを確認．また，DCV/ASV治療が非著効となった場合に惹起される多剤耐性ウイルスに対しては，現時点で確立された有効な治療法はないことを考慮
* 5： IFN未治療の低ウイルス量例は適応外である
* 6： DCV/ASV治療の非著効例で，すでにY93/L31変異が惹起されている症例への対応には，難易度が高い総合的な判断を要するため，このような症例の適応判断ならびに治療方針は，ウイルス性肝疾患の治療に十分な知識・経験をもつ医師によって検討される必要がある
* 7： DCV/ASV治療と同部位に変異が惹起される可能性があるOBV/PTV/r治療は推奨されない
* 8： IFNが使用できない場合SOF/LDV治療を考慮する際には，NS5A耐性変異を詳細に測定．DCV/ASVの治療失敗により誘導されたNS5A変異をもつ症例に対するSOF/LDV治療の著効率は60～70％であるが，SOF/LDV治療失敗における耐性変異がその後の治療に及ぼす影響については十分なエビデンスがない．他方，現在，DCV/ASVやOBV/PTV/rの治療失敗により誘導されたNS5A耐性変異に対して高い有効性をもつ可能性がある新規治療法が臨床試験中である．DCV/ASVやOBV/PTV/rの治療失敗例に対するSOF/LDV治療の有効性と多剤耐性獲得のリスクを考慮に入れた上で治療待機も選択肢となる
* 9： 重度の腎機能障害（eGFR＜30 mL/分/1.73m^2）または透析を必要とする腎不全の患者に対するSOFの投与は禁忌である
* 10： 前治療により誘導されたD168変異をもつ症例では，DCV/ASV療法の著効率が低いことが想定され，またVANあるいはSMV/Peg-IFN/RBV併用治療に対するD168変異の影響についてのエビデンスがないため，原則として推奨されない
* 11： 再治療の効果についてのエビデンスがない．ただし，テラプレビル併用療法の副作用のため，薬剤投与量が不十分であった症例では，選択肢となる
* 12： SMV/Peg-IFN/RBV治療を行う場合には，D168変異を測定し，D168変異がないことを確認

また，IFN ベースとした治療ではゲノタイプ1型の高ウイルス量症例ではシメプレビル/Peg-IFN/リバビリン療法が選択肢となり，IL28B 遺伝子多型の major allele を有する症例に対して推奨される．

ゲノタイプ1型の低ウイルス量症例での IFN を用いた治療では，Peg-IFN（IFN）単独療法のみが使用可能である．抗ウイルス療法を行わない場合で ALT 異常例では，肝庇護療法や Peg-IFN（IFN）少量長期投与を行う．

(a) シメプレビル/Peg-IFN/リバビリン療法

シメプレビル/Peg-IFN/リバビリン3剤併用を12週間行ったのち Peg-IFN/リバビリン2剤併用を12週間行う．90％近い SVR 率を示す．前治療再燃例でも90％以上の SVR 率を示している．IFN 前治療無効例に対するシメプレビル/Peg-IFN/リバビリン3剤併用療法の SVR 率は36〜51％である．

重大な副作用として敗血症，脳出血，高ビリルビン血症，肝機能障害，貧血，多形紅斑などがあり，その他，発疹，そう痒症，血中ビリルビン増加，便秘，光線過敏性反応などがある．シメプレビル/Peg-IFN/リバビリン3剤併用療法が無効となった症例では，高率に耐性変異が検出される．

(b) ダクラタスビル/アスナプレビル併用療法

ダクラタスビル/アスナプレビルの2剤を24週間投与する．SVR 率は84.7％である．重大な副作用としては肝機能障害（ALT・AST・T-Bil の増加）があり，投与開始12週目までは少なくとも2週ごと，それ以降は4週ごとに肝機能検査を行う必要がある．その他としては頭痛，下痢などがある．

(c) エルバスビル/グラゾプレビル併用療法

ゲノタイプ1型の C 型慢性肝炎・代償性肝硬変に対するエルバスビル/グラゾプレビル併用療法は，SVR_{12} 率96.5〜97.1％で，初回治療および再治療においても高い SVR 率である．また，遺伝子多型，年齢，性別，開始時 HCV-RNA 量などの背景因子による治療効果の差はみられな．副作用の発現率は29.0％であり，比較的高頻度にみられた副作用は，ALT・AST 増加，下痢，便秘，倦怠感などである．

(2) 再治療

ゲノタイプ1型の再治療例においても重度の腎障害がない場合は，ソホスブビル/レジパスビル併用療法（SOF/LDV 配合剤）が，腎機能に関係なく，エルバスビル/グラゾプレビル併用療法が第一選択となる．そして，Y93 変異のない場合はオムビタスビル/パリタプレビル/リトナビル併用療法（OBV/PTV/r 配合剤）が Y93/L31 変異のない場合，ダクラタスビル/アスナプレビル併用療法も選択肢となる．また，IFN を用いた治療による前治療再燃例では，シメプレビル/Peg-IFN/リバビリン併用療法が選択肢となるが，IFN（Peg-IFN）の無効例では推奨されない．ただし，IFN（Peg-IFN）単独治療の無効例では，シメプレビル/Peg-IFN/リバビリン併用療法を行うことも可能である．IFN（＋RBV）治療が副作用で中止となった場合も，再治療と同様の治療薬を選択する．

Chapter 1 ウイルス性肝炎

> **処方例**
> C型肝炎の初回抗ウイルス療法
> 重度の腎機能障害のないC型慢性肝炎（ゲノタイプ1型）症例に対する初回治療
> SOF/LDV配合剤　1回1錠　1日1回　朝食後　12週間
>
> **商品名**
> SOF/LDV：ハーボニー

> **処方解説◆評価のポイント**
> ■処方目的
> 　ウイルスの増殖抑制
> ■主な禁忌症
> 　重度の腎障害など，表5（p.124）参照
> ■効果のモニタリングポイント
> 　ウイルスの排除を確認
> ■副作用のモニタリングポイント
> 　貧血，悪心，口内炎，頭痛，全身倦怠，皮膚そう痒など

❹ ゲノタイプ2型のC型慢性肝炎

(1) 初回治療

　ゲノタイプ2型の初回治療の第一選択としては，ソホスブビル/リバビリン併用療法（重度の腎障害では禁忌）を用いる．高ウイルス量例ではPeg-IFN/リバビリン併用療法，低ウイルス量例の初回治療には，Peg-IFN（IFN）単独療法も選択肢となる．

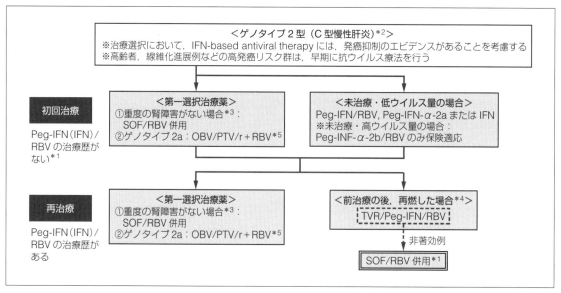

図2　ゲノタイプ2型のC型慢性肝炎の治療

＊1：RBV併用をしないPeg-IFN（IFN）単独の既治療例は，初回治療に含む
＊2：ゲノタイプ1型とゲノタイプ2型の混合感染の治療は，ゲノタイプ1型に準じてSOF/LDVで治療する
＊3：重度の腎機能障害（eGFR＜30 mL/分/1.73m^2）または透析を必要とする腎不全の患者に対するSOFの投与は禁忌である
＊4：Peg-IFN（IFN）単独療法ならびにRBV併用療法の再燃例
＊5：ゲノタイプ2b型に対する有効性が低いため，OBV/PTV/r＋RBV治療前には，極力サブゲノタイプを測定し，ゲノタイプ2a型であることを確認．併用可能なリバビリン製剤はレベトールのみである

(2) 再治療

ゲノタイプ2型の再治療においてもソホスブビル/リバビリン併用療法（重度の腎障害では禁忌）が第一選択となる．ゲノタイプ2型の再燃例ではテラプレビル/Peg-IFN-α-2b/リバビリン3剤併用療法も選択可能であるが，無効例では推奨されない．前治療がテラプレビル/Peg-IFN-α-2b/リバビリン3剤併用療法の場合にもソホスブビル/リバビリン併用療法（重度の腎障害では禁忌）が推奨される．初回治療と同様に，ゲノタイプ2a型であれば，オムビタスビル/パリタプレビル/リトナビル/リバビリン併用療法も選択肢である．

処方例

重度の腎機能障害のないC型慢性肝炎（ゲノタイプ2型）症例（体重65kg）に対する初回治療
①②を併用処方する．
　①ソホスブビル錠　1回400mg　1日1回　朝食後　12週間
　②リバビリンカプセル　1回400mg　1日2回　朝食後　12週間（体重により用量調節）

商品名
ソホスブビル：ソバルディ
リバビリン：レベトール

処方解説◆評価のポイント

■処方目的
　処方薬①②：ソホスブビル/リバビリン併用療法でウイルスの排除
■主な禁忌症
　処方薬①：重度の腎機能障害（eGFR＜30 mL/分/1.73m^2）または透析を必要とする腎不全
　処方薬②：妊婦，妊娠している可能性のある婦人または授乳中の婦人，コントロールの困難な心疾患，異常ヘモグロビン症，慢性腎不全またはC$_{Cr}$ 50 mL/分以下の腎機能障害，重度のうつ病，自殺念慮または自殺企図などの重度の精神病状態，重篤な肝機能障害，自己免疫性肝炎
■効果のモニタリングポイント
　処方薬①②：ウイルスの排除を確認
■副作用のモニタリングポイント
　処方薬①：貧血，鼻咽頭炎，頭痛，全身倦怠，皮膚そう痒など
　処方薬②：溶血性貧血，汎血球減少，無顆粒球症，白血球減少，血小板減少，そう痒症など

5 初回治療・再治療が非著効だった場合の治療選択

(1) DAAを含むIFN治療歴のある症例の再治療（図2）

ゲノタイプ1型，2型ともに，シメプレビル・バニプレビル・テラプレビル/Peg-IFN/リバビリンの3剤併用療法の非著効例ではSOF/LDV配合剤[注3]が推奨される．ゲノタイプ1型において，D168変異ウイルスが高頻度に認められる症例では，ダクラタスビル/アスナプレビル併用療法，OBV/PTV/r配合剤およびシメプレビル併用療法は推奨されない．また，テラプレビル/Peg-IFN/リバビリン併用療法の非著効例において，通常，SOF/LDV配合剤以外は推奨されないが，テラプレビル併用療法の副作用のため薬剤投与量が不十分であった症例では，シメプレビル/Peg-IFN/リバビリン，ダクラタスビル/アスナプ

注3：重度の腎障害では禁忌．

レビル併用療法，OBV/PTV/r 配合剤，エルバスビル/グラゾプレビル併用療法が選択肢になる．

(2) DCV/ASV 併用療法の前治療の非著効例（図2）

　IFN 投与が可能である場合には，D168 変異のないことを確認のうえ，シメプレビル/Peg-IFN/リバビリン併用療法を行う．IFN 投与ができない場合は L31・Y93 多重変異がないことを確認のうえ，SOF/LDV 配合剤を選択する．

服薬指導

❶ インターフェロン製剤
- インターフェロン併用療法の場合，インターフェロンによる抑うつや自殺企図が現れることがあるため，初期症状（倦怠感，不眠，イライラするなど）に気づいたときにはすぐ医師・薬剤師に相談すること．

❷ 核酸アナログ製剤
- リバビリンについては妊娠する可能性のある女性患者およびパートナーが妊娠する可能性のある男性患者に対しては，投与中および投与終了後6か月間は避妊する．

❸ 直接作用型抗ウイルス薬
- 直接作用型抗ウイルス薬は，確実な服用が必要であるため，飲み忘れのないようにする．
- 併用禁忌や併用注意の薬剤が多くあるため，薬の併用に関しては，事前に医師・薬剤師に相談すること．
- 各薬剤の重大な副作用について，初期症状を説明し，気づいたら，速やかに，医師・薬剤師に連絡・相談すること．

Chapter 2 肝硬変

学習のポイント

主な臨床症状

1 代償期
1) 自覚症状：無症状が多いが，ときに軽度の全身倦怠感，易疲労感，食欲不振など
2) 他覚症状：手掌紅斑，クモ状血管腫，女性化乳房，浮腫，肝腫大，脾腫・腹壁静脈怒張・食道静脈瘤・痔核などの門脈圧亢進症状

2 非代償期
1) 自覚症状：黄疸，浮腫，腹水による腹部膨満感，出血傾向，消化管出血など
2) 他覚症状：代償期の症状に加えて黄疸，腹水，羽ばたき振戦，肝性脳症による意識障害

主な臨床検査値

貧血，白血球減少，血小板減少，T-Bil 上昇，AST・ALT 上昇（AST > ALT），血清アルブミン，コリンエステラーゼの低下，Fischer 比の低下，血清アンモニア高値，プロトロンビン時間（PT）の延長など

主な治療薬

1 原因療法
　ウイルスに対する治療薬
　〔Chapter 1 ウイルス性肝炎（p.102〜109）参照〕

2 原因療法を補完する肝庇護療法
1) グリチルリチン製剤〈強力ネオミノファーゲンC〉
2) 胆汁酸利胆薬〈ウルソデオキシコール酸〉

3 栄養療法
　肝不全用経腸栄養剤〈アミノレバンEN，ヘパンED〉

4 合併症の治療
1) 食道静脈瘤治療薬〈モノエタノールアミン，ポリドカノール〉
2) 門脈圧低下薬：β受容体遮断薬〈プロプラノロール；適応外〉，バソプレシン，ARB
3) 腹水治療薬
　・利尿薬　抗アルドステロン薬〈スピロノラクトン〉，ループ利尿薬〈フロセミド〉
　・アルブミン製剤
4) 肝性脳症治療薬
　・分岐鎖アミノ酸（BCAA）製剤〈アミノレバン，リーバクト〉
　・腸内アンモニア生成抑制薬〈難消化性二糖類（ラクツロース，ラクチトール）〉

概要

　肝硬変（liver cirrhosis）とは，肝細胞がさまざまな原因による持続性の炎症により肝細胞壊死と瘢痕性組織修復（肝線維化）が繰り返され，肝臓が萎縮し硬化し，肝臓の機能を果たさない状態である．肝予備能が保たれ，肝不全症状がない状態の代償性肝硬変と，肝不全症状をともなう状態の非代償性肝硬変に分けられる．高度の肝線維化進行がみられる肝硬変は，肝発癌の高リスク群である．

　C型肝炎ウイルスによるものが最も多く（61%），次いでB型肝炎ウイルス，飲酒によるものである．その他，自己免疫性肝炎，原発性胆汁性肝炎，非アルコール性脂肪性肝炎などによる慢性肝炎による．

Word▶ T-Bil
総ビリルビン
total bilirubin

Word▶ AST（GOT）
アスパラギン酸アミノトランスフェラーゼ
asparate aminotransferase

Word▶ ALT（GPT）
アラニンアミノトランスフェラーゼ
alanine aminotransferase

Word▶ PT
prothrombin time

● 疫学 ●
　肝硬変患者は，国内で40〜50万人いると推定されており，そのうち，70%が男性であるといわれている．

臨床症状・検査

❶ 自覚症状

代償期では肝機能は保たれているので無症状が多いが，時に軽度の全身倦怠感，易疲労感，食欲不振などが現れる．また，**非代償期**では黄疸，浮腫，腹水による腹部膨満感，出血傾向，消化管出血などの症状を示す．

● 腹水出現の機序 ●

腹水貯留の発症機序としては，肝硬変によって生じる低アルブミン血症と肝を通過する門脈血流抵抗の上昇（門脈圧亢進）により，腹水の貯留が起こる．腹水が起こると，RA系の亢進によりさらに腹水が貯留するという悪循環が生じる．

肝硬変と診断された場合，Child-Pugh分類により重症度判定を行う．

Word ▶ RA
レニン-アンギオテンシン
renin-angiotensin

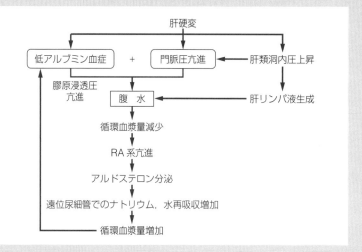

図1　腹水出現機序

表1　Child-Pugh分類

	1点	2点	3点
血清ビリルビン (mg/dL)	< 2.0	2.0〜3.0	> 3.0
血清アルブミン (g/dL)	> 3.5	3.0〜3.5	< 3.0
腹水	なし	少量	中等量
精神神経症状（昏睡度）	なし	軽度（Ⅰ〜Ⅱ）	重症（Ⅲ以上）
プロトロンビン時間（%）	> 70	40〜70	< 40

5項目の合計点
・5〜6点：A（代償期状態）
・7〜9点：（中等度）
・10〜15点（予後不良）

❷ 他覚症状

代償期では手掌紅斑，クモ状血管腫，女性化乳房，浮腫，肝腫大，脾腫・腹壁静脈怒張・食道静脈瘤・痔核などの門脈圧亢進症状がみられる．また，**非代償期**では代償期の症状に加えて黄疸，腹水，羽ばたき振戦，肝性脳症による意識障害がみられる．

診断

貧血，白血球減少，血小板減少，T-Bil の上昇，AST・ALT 上昇（AST＞ALT），アルブミン，コリンエステラーゼの低下，Fischer 比（分岐鎖アミノ酸/芳香族アミノ酸：BCAA/AAA）の低下，アンモニア高値，プロトロンビン時間の延長などが認められる．

その他，原因と関連して HBs 抗原，HBc 抗体，HCV 抗体，自己抗体を，また，肝癌合併の有無を調べるために，α-フェトプロテイン（AFP），PIVKA-Ⅱ を検査する．

> **Word** BCAA
> branched chain amino acid
>
> **Word** AAA
> Aromatic amino acid
>
> **Word** AFP
> α-fetoprotein
>
> **Word** PIVKA-Ⅱ
> protein induced by vitamin K absence or antagonist-Ⅱ

治療

肝硬変の治療では，肝臓の予備能を温存するために，原因療法として原因となるウイルスの増殖を抑制し，線維化の進展および代償性肝硬変から非代償性への進展阻止を図る．加えて，原因療法を補完する肝庇護療法により，ALT の上昇を抑制する．

また，肝硬変では，原因に関わらず栄養障害を合併するため栄養療法を行う．そして，肝硬変の合併症として生じる門脈圧亢進症，腹水，肝性脳症，食道静脈瘤，消化管出血などに対して治療を行う．

症例の状態に応じて，**原因療法**，**肝庇護療法**，**栄養療法**および**合併症の治療**を組み合わせて治療する．

治療薬

肝硬変の治療に使われる薬の薬理作用について概説する．なお，各治療薬の主な禁忌症や副作用などを表2にまとめた．

❶ グリチルリチン酸

抗炎症作用，免疫調節作用，肝細胞増殖促進作用，ウイルス増殖抑制・不活化作用などにより肝細胞を保護する．

❷ ウルソデオキシコール酸（UDCA）

利胆作用および胆汁うっ滞改善作用，肝機能改善作用などにより肝細胞を保護する．

❸ イソロイシン/ロイシン/バリン

分岐鎖アミノ酸であり，窒素出納[注1]および血漿 Fischer 比を是正させ，低アルブミン血症を改善する．

注1：生体への窒素の取り込みと排出の量的状態であり，窒素出納が増加すると，タンパク質が体に蓄積することを表す．

④ モノエタノールアミン

血管内皮細胞障害作用，血栓形成作用により食道静脈瘤出血の止血および食道静脈瘤を硬化退縮させる．

⑤ スピロノラクトン

アルドステロン拮抗作用（ナトリウム・水の排泄促進，カリウムの排泄抑制）よる利尿効果を示す．

⑥ フロセミド

腎尿細管全域（近位，遠位尿細管およびヘンレ係蹄上行脚）におけるナトリウム，クロル（Cl）の再吸収を抑制し，利尿効果を示す．電解質失調，脱水に十分注意し，少量から開始し徐々に増量する．

⑦ ラクツロース

腸内細菌にて分解，生成した有機酸による腸管内 pH 値低下によりアンモニアの腸管吸収を抑制し，腸内乳酸菌の育成促進よりアンモニア産生菌の増殖を抑制する．

表2　肝硬変の治療薬

医薬品	禁忌	主な副作用
グリチルリチン酸	偽アルドステロン症注2，ミオパシー，低カリウム血症	ショック，アナフィラキシーショック，偽アルドステロン症，上腹部不快感など
ウルソデオキシコール酸	完全胆道閉塞，劇症肝炎	間質性肺炎，下痢，悪心，そう痒など
イソロイシン/ロイシン/バリン	先天性分岐鎖アミノ酸代謝異常	腹部膨満感，便秘，下痢，そう痒，嘔気，嘔吐など
モノエタノールアミン	前ショック状態，多臓器障害，DIC，胃潰瘍出血，十二指腸潰瘍出血，胃びらん出血，内視鏡検査が危険と判断，心肺あるいは腎に重篤な合併症	ショック，急性腎不全，DIC，肝性昏睡，重篤な血栓症，食道穿孔，重篤な胃潰瘍，急性呼吸窮迫症候群，肺水腫，肝臓・胆管系障害，発熱，胸痛など
スピロノラクトン	無尿または急性腎不全，高カリウム血症，アジソン病【併用禁忌】タクロリムス，エプレレノン，ミトタン	電解質異常（高カリウム血症，低ナトリウム血症，代謝性アシドーシスなど），急性腎不全，TEN，SJS，女性化乳房，発疹，蕁麻疹など
フロセミド	無尿，肝性昏睡，体液中のナトリウム，カリウムの明らかな減少	ショック，アナフィラキシー，再生不良性貧血，汎血球減少症，無顆粒球症，血小板減少，赤芽球癆，水疱性類天疱瘡，難聴，TEN，SJS，多形紅斑，心室性不整脈，間質性腎炎，黄疸，肝機能異常，胆汁うっ滞など
ラクツロース	ガラクトース血症	下痢，腹鳴，鼓腸，腹痛，食欲不振，嘔気など

注2：偽アルドステロン症の症状には，低カリウム血症，血圧上昇，ナトリウム・体液の貯留，浮腫，体重増加などがある

Word ▶ DIC
播種性（汎発性）血管内凝固症候群
disseminated intravascular coagulation

Word ▶ TEN
中毒性表皮壊死症（ライエル症候群）
toxic epidermal necrolysis (Lyell's syndrome)

Word ▶ SJS
スティーブンス・ジョンソン症候群（皮膚粘膜眼症候群）
Stevens-Johnson syndrome

薬物療法

p.132でも述べたように，肝硬変の薬物療法には，肝硬変の原因を除去する目的の**原因療法**と，その原因療法を補完する**肝庇護療法，栄養療法**などがある．

❶ 原因療法

原因療法にはB型肝炎ウイルスおよびC型肝炎ウイルスに対する抗ウイルス療法，アルコール性に対する禁酒，自己免疫性に対するステロイド療法などがある．原因療法で効果が得られれば肝硬変そのものを改善できるので適応を検討する．

(1) B型肝炎ウイルスに対する抗ウイルス療法

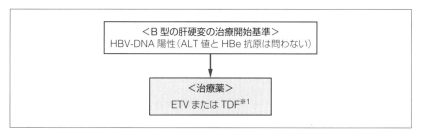

図2　B型肝硬変の薬物療法

＊1　長期継続投与が必要なこと，耐性変異のリスクがあることを十分に説明する．挙児希望がある場合には，妊娠中の投与リスクについて説明する．

核酸アナログ製剤を用いたHBV増殖抑制，それによる線維化の進展，および代償性肝硬変から非代償性への進展阻止を図る〔Chapter 1.2 B型肝炎 表4（p.110）参照〕．**代償性肝硬変**では積極的な抗ウイルス療法が望まれ，ALT値およびHBs抗原の有無に関わらず，**エンテカビル**あるいは**テノホビル**が第一選択となる．核酸アナログ製剤を長期継続投与することで線維化を改善させることができること，また，中止後の再燃は肝不全を誘発するリスクがあるため基本的には生涯にわたり治療を継続する．**非代償性肝硬変**においても第一選択薬は**核酸アナログ製剤**で，中止後の再燃を避けるため，生涯にわたる治療継続を基本とするが，核酸アナログ製剤により乳酸アシドーシスを発症の報告があるため十分な注意が必要である．非代償性肝硬変に対してIFNは禁忌である．

処方例

B型肝炎ウイルスよる代償性肝硬変症例
①あるいは②を選択する．
　①エンテカビル錠0.5 mg　1回1錠　1日1回　空腹時
　②テノホビル錠300 mg　1回1錠　1日1回　朝食後

商品名
エンテカビル：バラクルード
テノホビル：テノゼット

処方解説◆評価のポイント

■処方目的
処方薬①②*1：ウイルス増殖の抑制，代償性から非代償性への進展阻止

■主な禁忌症
処方薬①②：成分に対し過敏症の既往歴など

■効果のモニタリングポイント
処方薬①②：HBV-DNA 量の減少を確認

■副作用のモニタリングポイント
処方薬①：アナフィラキシー，乳酸アシドーシスなど
処方薬②：腎機能障害，骨軟化，乳酸アシドーシス，重度の脂肪肝，膵炎など

▶▶▶留意事項
*1 C_{Cr} が 50 mL/min 未満の腎機能障害患者ならびに血液透析または持続携行式腹膜透析を施行されている患者では，投与間隔の調節が必要である．また，処方薬①は，食事により吸収が低下するため空腹時（食後2時間）に服用させる．

(2) C 型肝炎ウイルスに対する抗ウイルス療法

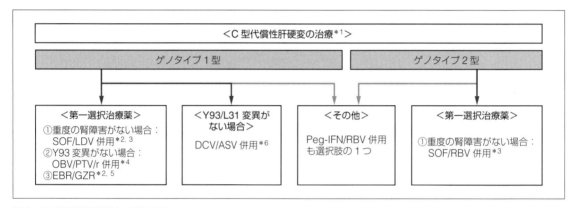

図3 C 型代償性肝硬変の薬物療法

*1：Peg-IFN/RBV 併用も選択肢となる
*2：SOF/LDV や EBR/GZR 使用前の Y93 変異測定は，現時点では推奨されていないが，今後，市販後の治療成績を十分に検討する必要がある
*3：SOF/LDV，SOF/RBV の国内第3相試験では Child-Pugh 分類，gradeB 症例は対象となっておらず，安全性は確認されていない
*4：ゲノタイプ 1a 型に対する OBV/PTV/r の有効性は確立していない．Child-Pugh 分類グレード B に対する投与は禁忌．原則としてカルシウム拮抗薬の併用は推奨されない．CYP3A，P-gp，BCRP，OATP1B1，OATP1B3 を基質とする薬剤との併用にあたっては用量調節を考慮．OBV/PTV/r 治療が非著効となった場合に惹起される多剤耐性ウイルスに対しては，現時点で確立された有効な治療法はないことを考慮
*5：Child-Pugh 分類，gradeB に対する EBR/GZR の投与は禁忌
*6：ゲノタイプ 1b 型では DCV/ASV も選択肢となる．ただし，DCV/ASV 治療前には，極力 Y93/L31 変異を測定し，変異がないことを確認．DCV/ASV 治療が非著効となった場合に惹起される多剤耐性ウイルスに対しては，現時点で確立された有効な治療法はないことを考慮

　代償性肝硬変の治療目的は，肝癌発症と肝不全の抑制にあり，ウイルスの排除が達成できれば肝癌および肝不全の発生の抑制が期待できるため，積極的な抗ウイルス療法を行う．IFN を使わず，DAA による薬物治療が望ましい．
　ゲノタイプ1型の代償性肝硬変への初回治療では，ソホスブビル／レジパスビル併用療法（重度の腎障害患者では禁忌），オムビタスビル／パリタプレビル／リトナビル併用療法（Y93 の変異なし）および EBR/GZR 併用療法が第一選択となる．
　また，ゲノタイプ2型の代償性肝硬変への初回治療に対しては，ソホスブビル／リバビリン併用療法，12週間投与で SVR 率94%との報告があり，第一

選択となる．また，ウイルス排除が得られない場合，あるいは抗ウイルス療法の適応がない場合に，ALTが異常値であれば，**肝庇護療法（SNMC，UDCA）**や肝炎鎮静化を目指したPeg-IFN（IFN）**少量長期投与**も選択肢となる．**非代謝性肝硬変**に対しては確立された抗ウイルス療法はない．

Word ▶ SNMC
強力ネオミノファーゲンC
stronger neo-minophagen C

表3　代償性肝硬変の治療薬

分類		商品名	投与方法	適応
天然型	IFN-α	スミフェロン	1日1回投与後2週間までは連日，その後週3回皮下または筋注	C型代償性肝硬変（ゲノタイプ1型の血中HCV-RNA量が高値ではない）
	IFN-β	フェロン	1日1回投与後6週間までは連日，以後週3回静注または点滴静注	
遺伝子組換え型	Peg-IFN-α-2a	ペガシス	週1回皮下注	リバビリンとの併用によるC型代償性肝硬変
	Peg-IFN-α-2b	ペグイントロン	週1回皮下注	

処方例

ゲノタイプ1型C型肝炎ウイルスよる代償性肝硬変症例
重度の腎障害がない場合は①を，Y93変異がない場合は②を処方する．
　① SOF/LDV配合剤　　1回1錠　1日1回　朝食後
　② OBV/PTV/r配合剤　1回1錠　1日1回　朝食後

商品名
SOF/LDV：ハーボニー
OBV/PTV/r：ヴィキラックス

処方解説◆評価のポイント

■処方目的
　処方薬①②：肝癌発症と肝不全の抑制
■主な禁忌症
　処方薬①：重度の腎機能障害（eGFR＜30 mL/分/1.73m^2）または透析を必要とする腎不全
　処方薬②：中等度以上（Child-Pugh分類BまたはC）の肝機能障害
■効果のモニタリングポイント
　処方薬①②：ウイルスの排除を確認
■副作用のモニタリングポイント
　処方薬①：貧血，悪心，口内炎，頭痛，全身倦怠，皮膚そう痒など
　処方薬②：肝障害，末梢性浮腫，頭痛，悪心，そう痒症，悪心，口内炎など

(3) その他

自己免疫性肝炎による活動性の肝硬変では副腎皮質ステロイド薬により治療を行い，線維化の改善を図る〔Chapter 4 自己免疫性肝炎（p.149）参照〕．アルコール性肝硬変では禁酒により予後改善を図る．

❷ 原因療法を補完する肝庇護療法

肝庇護療法にはグリチルリチン製剤である強力ミノファーゲンシーの注射やウルソデオキシコール酸の内服，あるいは両者の併用療法が推奨される．

> **処方例**
> 肝硬変症例に対する原因療法を補完する肝庇護療法
> ウルソデオキシコール酸錠　1回200mg　1日3回　毎食後

商品名
ウルソデオキシコール：ウルソ

処方解説◆評価のポイント

■ 処方目的
　肝機能の改善※1
■ 主な禁忌症
　完全胆道閉塞，劇症肝炎
■ 効果のモニタリングポイント
　T-Bil・AST・ALTの改善を確認
■ 副作用のモニタリングポイント
　間質性肺炎，過敏症状（紅斑など），下痢，悪心，そう痒など

▶▶▶ **留意事項**
※1　最大900mg/日まで増量可能．に服用させる．

❸ 栄養療法

原因に関わらず肝硬変では栄養障害を合併するため，肝硬変栄養療法のアルゴリズム（図4）にしたがって，栄養療法を行う．**肝不全用経腸（経口）栄養剤**にとしてはアミノレバンENとヘパンEDが，一般経腸（経口）栄養剤としてはエンシュア・リキッド，エンシュアHなどが使用される．また，タンパク質補給目的の**分岐鎖アミノ酸（BCAA）製剤**が用いられる．

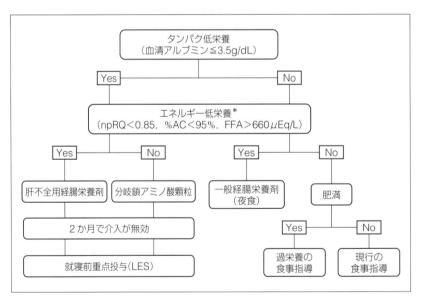

図4　肝硬変栄養療法のアルゴリズム注3
＜出典：日本消化器病学会 編，肝硬変診療ガイドライン2015（改訂第2版），p.xvii，南江堂，2015＞

注3：肝硬変栄養療法の薬剤の投与方法は次の通り．
①肝不全用経腸栄養剤：通常は分3または分2，就寝前重点投与では昼1包／就寝前1包
②分岐鎖アミノ酸顆粒：通常は分3，就寝前重点投与では朝1包／就寝前2包
③一般経腸栄養剤：就寝前1缶
注4：肥満とは，BMI＞25を指す．

❹ 合併症の治療

治療の対象となる肝硬変合併症には，門脈圧亢進症，腹水，肝性脳症，食道静脈瘤，消化管出血がある．症状や兆候に応じて治療を行う必要がある．

(1) 食道静脈瘤の場合

食道静脈瘤に対しては，食道静脈瘤出血の止血および食道静脈瘤の硬化退縮の目的で，**モノエタノールアミン**[注4]や**ポリドカノール**[注5]を用いる．また，食道静脈瘤および破裂の原因となる門脈圧亢進に対して門脈圧を低下させる目的で，**β受容体遮断薬**（プロプラノロールなど），**バソプレシン**，**アンジオテンシンⅡ受容体拮抗薬**（ARB）などが用いられる．

注4：食道静脈瘤周囲に注入．
注5：食道静脈瘤内に注入．

(2) 腹水の場合

腹水では，安静臥床を原則とし，食事療法として塩分制限（5〜7 g/日程度）と水分制限（0.5〜1.0 L/日程度）を行い，高タンパク食とする．肝性脳症がある場合には窒素負荷（N 負荷）に注意する．

薬物治療としては利尿薬として**抗アルドステロン薬**（スピロノラクトン）や**ループ利尿薬**（フロセミド）を用いるが，両者を併用することが多い．血清アルブミン≦2.5 g の場合にはアルブミン製剤や加熱人血漿タンパクの補充を行うが，効果は一過性である．また，腹水により腹満感，呼吸困難による苦痛が強い場合には，**腹水穿刺**[注6]を行う．

(3) 肝性脳症の場合

肝性脳症に対しては BCAA 輸液や経口 BCAA 製剤，肝不全用経腸栄養剤あるいは腸内アンモニア生成抑制薬である**難消化性二糖類**（ラクツロース，ラクチトール）や**難吸収性抗菌薬**の投与が行われる．

(4) 消化管出血の場合

消化管出血に対しては，胃酸分泌抑制薬である H_2 受容体拮抗薬やプロトンポンプ阻害薬を用いる．

注6：腹水により腹満感，呼吸困難による苦痛が強い場合には，腹水穿刺による排液（1.0〜2.0 L/回程度）を行う．しかし，効果が一過性であるとともに感染，タンパク質の喪失，電解質異常，ショック，肝性脳症，腎不全に注意する必要がある．腹水穿刺はあくまでも苦痛の除去が目的である．

服薬指導

❶ インターフェロン製剤

- インターフェロンを用いた治療の場合，インターフェロンによる抑うつや自殺企図が現れることがあるため，初期症状（倦怠感，不眠，イライラするなど）に気づいたときにはすぐ医師・薬剤師に相談すること．

❷ 核酸アナログ製剤

- リバビリンについては妊娠する可能性のある女性患者およびパートナーが妊娠する可能性のある男性患者に対しては，投与中および投与終了後6か月間は避妊する．

❸ その他の留意事項

- 腹水のある患者で利尿薬（スピロノラクトン，フロセミドなど）を使用している患者では，効果および副作用としての血管内脱水の確認のため，腹囲および体重の測定を行う．
- 合併症の治療に用いられる薬剤は，その使用目的を説明し，アドヒアラン

スの向上を図る．
- 排便については，軟便程度で毎日の排便を心がける．
- 食事は，高タンパク質・高カロリーの食事を規則正しく摂取するように心がける．
- 経口栄養剤は，就寝前に1缶飲むのが効果的である．

Chapter 3 薬剤性肝障害

学習のポイント

主な臨床症状

発熱，発疹，皮膚搔痒，悪心・嘔吐，眼球黄染，皮膚黄染，全身倦怠感など
※ただし，特徴的な症状はなく，血液検査値異常でわかることもある．

主な臨床検査値

AST・ALT・ALP・γ-GTP・T-Bil の上昇，好酸球増多（6%以上）をともなう白血球増加
1. 肝細胞障害型：ALT＞2N＋ALP≦N，または，ALT 比/ALP 比≧5
2. 胆汁うっ滞型：ALT≦N＋ALP＞2N，または，ALT 比/ALP 比≦2
3. 混合型：ALT＞2N＋ALP＞N，かつ，2＜ALT 比/ALP 比＜5
 ※ N：正常上限，ALT 比＝ALT 値/N，ALP 比＝ALP 値/N

主な治療薬

1. グリチルリチン製剤〈強力ネオミノファーゲン C〉
2. 胆汁酸利胆薬〈ウルソデオキシコール酸〉
3. 副腎皮質ステロイド薬〈プレドニゾロン〉

概要

薬剤性肝障害（drug-induced hepatic injury）は，その原因から**中毒性**と特異体質性に分けられ，特異体質性は**アレルギー性**と**代謝性**に分けられる．

❶ 中毒性肝障害

薬物自体あるいはその代謝物が肝毒性を起こすもので**用量依存**的に発症する．

❷ 特異体質性肝障害

(1) アレルギー性肝障害

薬物自体あるいはその代謝物に対する個体の過敏反応（アレルギー反応）によるもので用量に依存せず，発熱，発疹，好酸球増多などのアレルギー症状をともなって発症する．

(2) 代謝性肝障害

代謝酵素活性の特殊な個人差（遺伝子変異）に起因して発症するもので，薬物代謝酵素活性が低下すると薬物代謝が遅延し，薬物自体あるいはその代謝物が蓄積して発症すると考えられている．通常，長期の服用で発症する．

Word AST（GOT）
アスパラギン酸アミノトランスフェラーゼ
asparate aminotransferase

Word ALT（GPT）
アラニンアミノトランスフェラーゼ
alanine aminotransferase

Word ALP
アルカリホスファターゼ
alkaline phosphatase

Word γ-GTP
γ-グルタミルトランスペプチターゼ
γ-glutamyl transpeptidase

Word T-Bil
総ビリルビン
total bilirubin

臨床症状

発熱，発疹，皮膚搔痒，悪心・嘔吐，眼球黄染，皮膚黄染，全身倦怠感などの症状がみられるが，特徴的な症状はなく，血液検査値の異常でわかることもある．

臨床検査

❶ 血液生化学検査

AST・ALT・ALP・γ-GTP・T-Bil の上昇がみられる．

成因がアレルギー性の場合は，**好酸球増多（6%以上）**をともなう白血球増加がみられる．また，**プロトロンビン時間（40%以下）**は重症度分類に重要である．

❷ 画像検査

急性期に腹部エコーで肝腫大，肝辺縁の鈍化が認められる．さらに，リンパ球が特異的な抗原刺激により感作が存在するかを検査する**薬物リンパ球刺激試験（DLST）**において陽性（陽性率は 45％程度）になると，起因薬物を特定できる．

Word ▶ DLST
drug lymphocyte stimulation test

診断

診断基準としては，DDW-J2004 薬物性肝障害ワークショップのスコアリングがあり（表 1，表 2），検査値から病型を判断する．

診断においては，薬物性による可能性を念頭におき，服用薬を聞き出し，最も疑わしい薬物についてスコアリングを行う．

表1 スコアリングと判定基準

総スコア	薬物性肝障害の可能性
5 点以上	可能性高い
3・4 点	可能性あり
2 点以下	可能性低い

また，鑑別診断として，アルコール性肝障害，妊娠性脂肪肝や薬物以外の自己免疫性肝炎，脂肪肝，非アルコール性脂肪肝炎，原発性胆汁性肝硬変，原発性硬化性胆管炎などを鑑別する必要がある．

病型分類としては ALT および ALP 値より，①肝細胞障害型，②胆汁うっ滞型，③混合型に分けられる（表 3）．

表2 DDW-J2004 薬物性肝障害ワークショップのスコアリング

	肝細胞障害型		胆汁うっ滞または混合型		
	初回投与	再投与	初回投与	再投与	スコア
発症までの期間					
投与中の発症	5～90日	1～15日	5～90日	1～90日	2
投与開始からの日数	＜5日，＞90日	＞15日	＜5日，＞90日	＞90日	1
投与中止後の発症の場合	15日以内	15日以内	30日以内	30日以内	1
投与中止後の日数	＞15日	＞15日	＞30日	＞30日	0
経過	ALTのピーク値と正常上限との差		ALPのピーク値と正常上限との差		
投与中止後のデータ	8日以内に50%以上の減少		該当なし		3
	30日以内に50%以上の減少		180日以内に50%以上の減少		2
	該当なし		180日以内に50%未満の減少		1
	不明または30日以内に50%未満の減少		不変，上昇，不明		0
	30日後も50%未満の減少が再上昇		該当なし		−2
危険因子	飲酒あり		飲酒または妊娠あり		1
	飲酒なし		飲酒，妊娠なし		0
薬物以外の原因の有無 カテゴリー1：HAV，HBV，HCV，胆道疾患，アルコール，ショック肝 カテゴリー2：CMV，EBV	カテゴリー1，2がすべて除外				2
	カテゴリー1で6項目すべて除外				1
	カテゴリー1で4つか5つが除外				0
	カテゴリー1の除外が3つ以下				−2
	薬物以外の原因が濃厚				−3
過去の肝障害の報告	過去の報告あり，もしくは添付文書に記載あり				1
	なし				0
好酸球増多（6%以上）	あり				1
	なし				0
DLST	陽性				2
	擬陽性				1
	陰性および未実施				0
偶然の再投与が行われたときの反応	単独再投与	ALT倍増		ALP（T-Bil）倍増	3
	初回肝障害時の併用薬と再投与	ALT倍増		ALP（T-Bil）倍増	1
	初回肝障害時と同条件で再投与	ALT増加するも正常域		ALP（T-Bil）増加するも正常域	−2
偶然の再投与なし，または判断不能					0

EBV：epstein barr ウイルス
＜出典：DDW-J2004 薬物性肝障害ワークショップ薬物性肝障害診断基準の提案，肝臓，46（2），pp.85-90，2005＞

表3 病型とその診断基準

①肝細胞障害型	ALT＞2N＋ALP≦N，または，ALT比/ALP比≧5
②胆汁うっ滞型	ALT≦N＋ALP＞2N，または，ALT比/ALP比≦2
③混合型	ALT＞2N＋ALP＞N，かつ，2＜ALT比/ALP比＜5

N：正常上限，ALT比：ALT値/N，ALP比：ALP値/N

重症度については厚生労働省の薬剤性肝障害の副作用重篤度分類（表4）で示されている．また，肝障害を生じやすい主な薬剤（表5）が報告されており，これらについては注意深くモニターすることが必要である．

表4　薬剤性肝障害（副作用）重篤度分類

	グレード1 （軽微な副作用）	グレード2	グレード3 （重篤な副作用）
総ビリルビン(mg/dL)	1.6以上～3.0未満	3.0以上～10未満	10以上
AST(U)	$1.25 \times N$以上～$2.5 \times N$未満	$2.5 \times N$以上～$12 \times N$未満	$12 \times N$以上
ALT(U)	50以上～100未満	100以上～500未満	500以上
ALP(U)	$1.25 \times N$以上～$2.5 \times N$未満	$2.5 \times N$以上～$5 \times N$未満	$5 \times N$以上
γ-GTP(U)	$1.5 \times N$以上	−	−
LDH(U)	$1.5 \times N$以上	−	−
PT	−	−	40%以下
その他	−	黄疸，肝腫大，右季肋部痛，脂肪肝	出血傾向，意識障害，肝硬変，肝腫瘍，黄疸6か月以上

全身倦怠感，食欲不振，悪心，発熱，発疹などがある場合，上記の項目をチェックする．
N：各施設ごとの正常値の上限

表5　肝障害を起こしやすい薬物例

抗菌薬	ペニシリン系，セファロスポリン系，ミノサイクリン，オフロキサシン，レボフロキサシン
抗結核薬	イソニアジド，リファンピシン，パラアミノサリチル酸
抗真菌薬	フルコナゾール，イトラコナゾール，テルビナフィン
解熱鎮痛薬	アスピリン，アセトアミノフェン
抗がん薬	テガフール/ウラシル，メトトレキサート，
精神科用薬	クロルプロマジン，フェニトイン，カルバマゼピン，バルプロ酸
漢方薬	小柴胡湯，柴苓湯
その他	チクロピジン，プロピルチオウラシル，チアマゾール

＜出典：厚生労働省ホームページ，薬剤性肝障害＞

治療

薬剤性肝障害の治療の原則は原因と思われる薬物を中止することである．軽症であれば中止で改善する可能性が高い．

治療薬

症状に応じてグリチルリチン製剤，ウルソデオキシコール酸，あるいは副腎皮質ステロイド薬を用いる（表6）．

❶ グリチルリチン酸
種々のサイトカイン・免疫調整・抗酸化作用などを有する．

❷ ウルソデオキシコール酸
利胆作用および胆汁うっ滞改善作用，肝機能改善作用，消化吸収改善作用，胆石溶解作用を有する．

❸ 副腎皮質ステロイド薬
プレドニゾロンは，抗炎症作用，抗アレルギー作用，免疫抑制作用のほか，広範囲にわたる代謝作用を有する．

表6 薬剤性肝障害の治療薬

医薬品	禁忌	副作用
グリチルリチン酸	アルドステロン症，ミオパシー，低カリウム血症	ショック，偽アルドステロン症，血清カリウム値の低下，血圧上昇，上腹部不快感など
ウルソデオキシコール酸	完全胆道閉塞，劇症肝炎	間質性肺炎，下痢，悪心，そう痒など
プレドニゾロン		誘発感染症，感染症の増悪，続発性副腎皮質機能不全，糖尿病，膵炎，消化管潰瘍，消化管穿孔，消化管出血，精神変調，うつ状態，骨粗鬆症，大腿骨および上腕骨などの骨頭無菌性壊死，ミオパシー，硬膜外脂肪腫，アキレス腱などの腱断裂，眼圧上昇，後嚢白内障，血栓症，心筋梗塞，脳梗塞，動脈瘤　など

薬物療法

原因薬物の服用を中止したうえで，肝機能の改善などのために，重症度別に薬物療法を行う．

❶ 軽症例の肝細胞障害型，胆汁うっ滞型
薬物治療としては，ウルソデオキシコール酸（UDCA）の経口投与を行う．

処方例

軽症の肝細胞障害型，胆汁うっ滞型の症例
ウルソデオキシコール酸錠　1回50mg　1日3回　朝昼夕食後

商品名
ウルソデオキシコール酸：ウルソ

処方解説◆評価のポイント

■処方目的
　症状および肝機能検査値異常の改善
■主な禁忌症
　完全胆道閉塞，劇症肝炎など，表6（p.145）参照
■効果のモニタリングポイント
　AST・ALT・ALP・γ-GTP・T-Bilの改善を確認
■副作用のモニタリングポイント
　過敏症状（紅斑など），下痢，悪心，そう痒など，表6（p.145）参照

❷ 中等度以上の肝細胞障害

中等度以上の肝細胞障害（ALT 300 IU/L 以上）ではグリチルリチン酸製剤（強力ネオミノファーゲンシー：SNMC）の静注を行う．重症例（プロトロンビン時間≦40％）や SNMC で効果が不十分な場合には，副腎皮質ステロイド薬（プレドニゾロン）を投与する．劇症化した場合には，血漿交換や血液透析を行う．

> **処方例**
> 中等度以上の肝細胞障害（ALT 300 IU/L 以上）
> グリチルリチン酸注　1回5〜20 mL　1日1回　静注

商品名
グリチルリチン：強力ネオミノファーゲンシー P 静注

処方解説◆評価のポイント

■処方目的
　ALT 300 IU/L 以上の肝細胞障害に対して肝機能の改善
■主な禁忌症
　アルドステロン症，ミオパシー，低カリウム血症など，表6（p.145）参照
■効果のモニタリングポイント
　AST・ALT・ALP・γ-GTP・T-Bil の改善を確認
■副作用のモニタリングポイント
　偽アルドステロン症など，表6（p.145）参照

服薬指導

❶ 再発防止

- アレルギー性の場合，原因薬物を記載したカードを医師・薬剤師が患者に渡すなどして，原因となった薬物を再度服用しないように指導する．

自己免疫性肝炎

> **学習のポイント**
>
> **主な臨床症状**
> 全身倦怠感，食欲不振，発熱，黄疸，関節痛などが見られるが，無症状であることもある．
> 1 急性発症の場合：急性肝炎症状を呈する．
> 2 潜行型の場合：慢性活動性肝炎や肝硬変の症状を呈する．
>
> **主な臨床検査値**
> 1 抗核抗体，抗平滑筋抗体などの自己抗体陽性，IgG 高値（＞基準上限値 1.1 倍）
> 2 AST・ALT・T-Bil の高値と血沈亢進
>
> **主な治療薬**
> 1 副腎皮質ステロイド薬〈プレドニゾロン，メチルプレドニゾロン〉
> 2 免疫抑制薬〈アザチオプリン（保険適応外）〉
> 3 利胆薬〈ウルソデオキシコール酸〉

概要

自己免疫性肝炎（autoimmune hepatitis：AIH）は，自己免疫的な機序で，慢性，進行性に肝細胞障害を生じる疾患である．原因は不明であるが，遺伝的素因のほか，ウイルス，薬物，環境因子なども自己免疫性肝炎の発症に関与していると考えられている．

● 疫学 ●
40 歳以上の女性に好発し，60 歳代にピークを示す．慢性肝炎患者のうち 1.8％が自己免疫性肝炎であるといわれている．

Word AST（GOT）
アスパラギン酸アミノトランスフェラーゼ
asparate aminotransferase

Word ALT（GPT）
アラニンアミノトランスフェラーゼ
alanine aminotransferase

Word T-Bil
総ビリルビン
total bilirubin

臨床症状

自覚症状としては全身倦怠感，食欲不振，発熱，黄疸，関節痛などが見られるが，無症状であることもある．急性発症では急性肝炎症状を示し，潜行型では慢性活動性肝炎や肝硬変の症状を呈する．

臨床検査

抗核抗体，抗平滑筋抗体などの自己抗体陽性，IgG 高値（＞基準上限値 1.1 倍）をともなう．また，AST・ALT・T-Bil の高値と血沈[注1]の亢進を示す．

注1：赤血球沈降速度のこと．

診断

❶ 診断および病型分類

以下の表1の診断基準により次のように診断する．
- ●典型例：1) を満たし，2)～5) のうち3項目以上を認める場合
- ●非典型例：1) を満たし，2)～5) の1～2項目を認める場合

典型例，非典型例ともに治療前に肝生検を行って，組織所見を含めて診断する．

表1 自己免疫性肝炎の診断基準

1) 既知の肝障害の原因（肝炎ウイルスを含むウイルス感染，薬物性肝障害，非アルコール性脂肪肝炎など）を除外できる
2) 抗核抗体陽性あるいは抗平滑筋抗体陽性
3) IgG値が基準上限値1.1倍より高い
4) 組織学的にinterface hepatitis（肝実質と門脈域の境界部に，リンパ球および形質細胞より構成される炎症細胞浸潤）や形質細胞浸潤がみられる
5) 副腎皮質ステロイド薬が著効する

❷ 重症度

重症度の判定は表2の基準に準じて，次のように判定する．
- ●軽症：判定項目のいずれも見られない
- ●中等症：臨床検査所見①または②が見られ，他は見られない．
- ●重症：次の (a)～(c) のいずれかが見られる．
  - (a) 臨床徴候①または②
  - (b) 臨床検査所見①＋③または②＋③
  - (c) 画像検査所見①または②

表2 重症度の判定項目

臨床徴候	①肝性脳症あり ②肝濁音界[注2]縮小または消失
臨床検査所見	① ASTまたはALT＞200 IU/L ② T-Bil＞5 mg/dL ③プロトロンビン時間＜60%
画像検査所見	①肝臓の大きさの縮小 ②肝実質の不均質化

注2：打診により肝臓部分を叩いたときに聞こえる低調な音．

治療

自己免疫性肝炎は，**副腎皮質ステロイド薬が著効する**ため，診断が確定すれば原則としてステロイド治療を行う．

薬物治療では効果不十分で，非代償性肝硬変となった場合や劇症肝炎として発症した場合には，肝移植を行う．

治療薬

自己免疫性肝炎の治療に用いられる治療薬を以下に示す．

❶ 副腎皮質ステロイド薬

（1）プレドニゾロン

抗炎症作用，抗アレルギー作用，免疫抑制作用のほか，広範囲にわたる代謝作用を有する．

（2）メチルプレドニゾロン

抗ショック作用，抗炎症作用，抗アレルギー作用，抗体産生の抑制作用，抗喘息作用[注3]を有する．

❷ アザチオプリン

生体内で6-メルカプトプリン（6-MP）に分解され，核酸合成を阻害することにより免疫抑制作用を示す．

❸ ウルソデオキシコール酸

利胆作用および胆汁うっ滞改善作用，肝機能改善作用，消化吸収改善作用などにより肝細胞を保護する．

注3：抗喘息作用には，炎症メディエーター産生抑制，血管透過性亢進抑制，炎症性サイトカイン・ケモカイン産生抑制，好酸球などの炎症細胞の気管・肺への浸潤抑制，アドレナリンβ受容体感受性低下抑制，気道における粘液分泌抑制などがある．

表3　治療薬の禁忌症や主な副作用など

医薬品	禁忌	副作用	その他留意事項
メチルプレドニゾロン	成分過敏症	ショック，心停止，循環性虚脱，不整脈，血栓症，頭蓋内圧亢進，うっ血性心不全，感染症の誘発，続発性副腎皮質機能不全，糖尿病，出血性膵炎，肝機能障害，黄疸，骨粗鬆症，ミオパチー，胃腸穿孔，消化管出血，消化性潰瘍，食道炎，痙攣，精神変調，うつ状態，眼圧上昇，後嚢白内障，喘息発作の誘発または悪化	生ワクチンまたは弱毒生ワクチンとの併用避ける
アザチオプリン	成分に対する過敏症，白血球数3,000/mm^{3}以下，妊婦または妊娠している可能性のある婦人	骨髄抑制，感染症，消化器症状（吐気，嘔吐，下痢），肝障害	【併用禁忌】フェブキソスタット
ウルソデオキシコール酸	完全胆道閉塞，劇症肝炎	間質性肺炎，下痢，悪心，そう痒　など	

プレドニゾロンについては，表6（p.145）を参照

薬物療法

薬物治療は，ステロイド治療が基本である．副腎皮質ステロイド薬としては，通常，プレドニゾロンが第一選択となる．

また，高度の黄疸，AST・ALTの著明な上昇，プロトロンビン時間の延長，肝萎縮所見が認められるような重症例では，**ステロイドパルス療法**[注4]（メチルプレドニゾロン）が推奨される．

注4：副腎皮質ステロイド薬を大量に短期間で投与する治療法のこと．

治療においては，骨粗鬆症，耐糖能異常，自己免疫疾患（慢性甲状腺炎，シェーグレン症候群，関節リウマチなど），食道・胃静脈瘤，肝細胞癌など長期投与による副作用や合併症の予防と対処が必要である．

❶ 自己免疫性肝炎の初回治療

ALT値が100 IU/L以下でも，組織所見で活動性が高い場合は，プレドニゾロン治療を行うべきである．

初回治療では0.6 mg/kg/日以上，中等症では0.8 mg/kg/日以上とする．AST，ALTとIgG値の改善を効果の指標に5 mg/1〜2週（0.4 mg/kg/日以下の場合，2.5 mg/2〜4週）を目安に減量する．

プレドニゾロン0.2 mg/kg/日以上でAST，ALTの値が正常化するまで継続し，維持量（基準値範囲内を維持する最低量）で長期（2年以上）投与する．減量・維持療法中あるいは中止後に再燃した場合，プレドニゾロンを増量する．

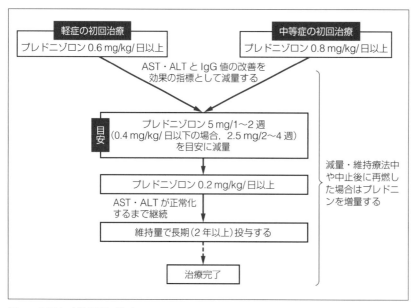

図1　自己免疫性肝炎の治療

処方例

自己免疫性肝炎の初回治療
プレドニゾロン錠5 mg　1日6〜8錠　1日1回　朝食後
　　　　　　　　　　　　　　　あるいは1日2回　朝・昼食後に分けて

商品名
プレドニゾロン：プレドニン

処方解説◆評価のポイント

■処方目的
　自覚症状および臨床検査所見の改善
■主な禁忌症
　特になし

■効果のモニタリングポイント
自覚症状の改善，AST・ALT・T-Bil 値，IgG 値，血沈の改善
■副作用のモニタリングポイント
感染症の誘発，血糖上昇，消化性潰瘍，骨粗鬆症，眼圧上昇など

処方例

自己免疫性肝炎重症例の初回治療（ステロイドパルス療法）
メチルプレドニゾロン静注用　1回 1,000 mg　1日1回　点滴静注　3日間

商品名
メチルプレドニゾロン：ソル・メドロール

処方解説◆評価のポイント

■処方目的
高度の黄疸，AST・ALT の著明な上昇，プロトロンビン時間の延長，肝萎縮所見が認められるような重症例での自覚症状および炎症検査所見の改善
■主な禁忌症
治療薬の表3（p.149）参照
■効果のモニタリングポイント
臨床検査所見（AST・ALT・T-Bil, プロトロンビン時間，IgG 値など）および画像所見の改善
■副作用のモニタリングポイント
感染症（真菌やサイトメガロウイルスなど）の合併など

処方例

維持療法において副腎皮質ステロイド薬を減量する場合
①あるいは②のいずれか，または併用処方する．
　①プレドニゾロン錠5 mg　1日1～2錠　1日1回　朝食後
　②ウルソデオキシコール酸錠　1回 200 mg　1日3回　毎食後

商品名
プレドニゾロン：プレドニン
ウルソデオキシコール酸：ウルソ

処方解説◆評価のポイント

■処方目的
処方薬①：自覚症状および検査所見の改善
処方薬②：肝機能の改善
■主な禁忌症
処方薬②：完全胆道閉塞，劇症肝炎など，表3（p.149）参照
■効果のモニタリングポイント
処方薬①②：AST・ALT, IgG 値の改善を確認
■副作用のモニタリングポイント
処方薬①：感染症の誘発，血糖上昇，消化性潰瘍，骨粗鬆症，眼圧上昇など
処方薬②：下痢，悪心など

❷ 副腎皮質ステロイド薬の処方不可・無効の場合

再燃を繰り返すなど副腎皮質ステロイド薬による治療効果が不良な場合や副作用のため副腎皮質ステロイド薬を使用できない場合は，**アザチオプリン**（保険適応外）の投与を考慮する．

また，軽症例や副作用のために副腎皮質ステロイド薬を使用できない場合，ウルソデオキシコール酸の単独投与を行う．

Chapter 4 自己免疫性肝炎

> **処方例**
>
> 副腎皮質ステロイド薬による治療効果が不良な場合や副作用のため副腎皮質ステロイド薬を使用できない場合[※1]
> アザチオプリン錠 50 mg　1回1～2錠　1日1回　朝食後（適応外処方）

商品名
アザチオプリン：アザニン

▶▶▶ **留意事項**
[※1] 副腎皮質ステロイド薬との併用では副腎皮質ステロイド薬を減量できる．

処方解説◆評価のポイント

■ 処方目的
　自覚症状および検査所見の改善
■ 主な禁忌症
　白血球数 3,000/mm^2 以下，妊婦または妊娠している可能性のある婦人など，表3（p.149）参照
■ 効果のモニタリングポイント
　臨床検査所見（AST・ALT・T-Bil，プロトロンビン時間，IgG 値など）および画像所見の改善を確認
■ 副作用のモニタリングポイント
　感染症など，表3（p.149）参照

> **処方例**
>
> 軽症，副腎皮質ステロイド薬使用困難な症例
> ウルソデオキシコール酸錠　1回 200 mg　1日3回　毎食後

商品名
ウルソデオキシコール酸：ウルソ

処方解説◆評価のポイント

■ 処方目的
　肝機能の改善
■ 主な禁忌症
　処方薬②：完全胆道閉塞，劇症肝炎など，表3（p.149）参照
■ 効果のモニタリングポイント
　自覚症状および AST・ALT・T-Bil の改善を確認
■ 副作用のモニタリングポイント
　下痢，悪心など，表3（p.149）参照

服薬指導

❶ 副腎皮質ステロイド薬

- ステロイド治療は有効で予後は良好であること，ステロイド治療を中断すると再燃する頻度が高くなるため，副腎皮質ステロイド薬での長期治療の必要性を十分に説明する．
- 副腎皮質ステロイド薬の副作用や合併症に対する説明と指導を行う．

❷ その他の留意事項

- 適度な運動とバランスの良い食事を摂取する．

Chapter 5 非アルコール性脂肪性肝疾患

学習のポイント

主な臨床症状
特徴的な自覚症状は見られない．多くは肥満をともなう．

主な臨床検査値
1. 非アルコール性脂肪性肝疾患（NAFLD）：AST，ALT が軽度上昇．糖尿病，脂質異常症などに関する検査値の異常
2. 非アルコール性脂肪性肝炎（NASH）：多くは血清フェリチンや血清鉄が高値を示す．
3. NASH 肝硬変：AST/ALT が 1 以上，血小板数低値，線維化マーカー上昇，T-Bil 上昇，プロトロンビン時間延長

主な治療薬
1. 抗酸化薬
   〈トコフェロールニコチン酸エステル〉
2. インスリン抵抗性改善薬
   ・チアゾリジン系薬剤〈ピオグリタゾン〉

概要

　非アルコール性脂肪性肝疾患（nonalcoholic fatty liver disease：NAFLD）は，脂肪性肝疾患ともいい，肝細胞に中性脂肪が沈着して肝障害を呈する疾患である．

　NAFLD は明らかな飲酒歴がない脂肪性肝疾患で，炎症や線維化をともなわない単純性脂肪肝（nonalcoholic fatty liver：NAFL）と炎症や線維化をともなう非アルコール性脂肪性肝炎（NASH）に分けられる．多くは NAFL であり，その予後は良好で，肝硬変や肝細胞がんへ進行しない．一方，NASH では肝臓の線維化が進展し，肝硬変，肝細胞がんへ移行する．

　NAFLD の主な原因は，メタボリックシンドロームのリスクファクターである肥満，糖尿病，脂質異常症があげられており，肥満，糖尿病，脂質異常症，高血圧症を有する場合に発症頻度が高い．肥満にともなうインスリン抵抗性，肝細胞への中性脂肪の沈着により脂肪肝を生じ，遺伝的要因なども加わって，肝細胞障害へ進展すると考えられている．

● 疫学 ●
　わが国の NAFLD の罹患率は，成人の 10 ～ 30％で，男性で発症頻度が高く，男性では中年層，女性では高齢層に多いとされている．NASH については世界的に 3 ～ 5％の有病率と推定されている．

Word AST（GOT）
アスパラギン酸アミノトランスフェラーゼ
asparate aminotransferase

Word ALT（GPT）
アラニンアミノトランスフェラーゼ
alanine aminotransferase

Word T-Bil
総ビリルビン
total bilirubin

Word NASH
nonalcoholic steatohepatitis

臨床症状

　特徴的な症状は見られない．肥満をともなっていることが多い．

臨床検査

　一般的な血液生化学検査では診断は難しい．NAFLD では AST・ALT が軽度上昇していることがある．糖尿病，脂質異常症などに関する検査値は異常を示す．NASH では血清フェリチンや血清鉄が高値を示すことが多い．NASH 肝硬変では AST/ALT 比が 1 以上，血小板数低値，線維化マーカー上昇，ビリルビン上昇，プロトロンビン時間延長が認められる．

診断

　他の肝疾患（ウイルス性肝炎，自己免疫性肝炎など）とアルコール性を除外することが必要である．
　NAFLD の診断としては，男性 30 g/日，女性 20 g/日以下の機会飲酒あるいは非飲酒を基準とする．その他，①ALT・AST が 6 か月以上異常変動，②肝炎ウイルスや自己抗体が陰性，③既知の代表的な代謝疾患（ウィルソン病など）が否定される，④超音波検査で脂肪肝を疑う所見を有するといったことから診断する．
　NASH は，肝生検で確定診断を行う．

治療

　NAFLD の治療は，非薬物治療として**食事療法**，**運動療法**の生活習慣の改善が基本であり，食事療法，運動療法により背景にある肥満，糖尿病，脂質異常症，高血圧を改善することが原則となる．
　食事療法を行い，最初の 3 か月は 1〜2 kg/週を目安に 5% の体重減少を目指す．さらに鉄分の過剰摂取を避ける．また，運動療法を行い，内臓脂肪の減少，インスリン抵抗性の改善を目指す（表 1）．
　確立された薬物治療はないが，食事療法で十分な効果が得られない場合に，酸化ストレスやインスリン抵抗性に対して，非薬物療法と併用して行う．
　NASH が進展して肝不全に至った場合は肝移植が選択肢となる．

表 1　NAFLD の非薬物治療の項目と目安

	項目	摂取制限
食事療法	総カロリー摂取量	25〜35 kcal/標準体重 (kg)/日
	タンパク質摂取量	1.0〜1.5 kcal/標準体重 (kg)/日
	脂肪摂取量	摂取カロリーの 20% 以下 ※飽和脂肪酸の摂取を控える
	炭水化物	精製されていない穀類などから摂取することが望ましい
運動療法	1 日 20 分以上の有酸素運動，週 3 日を目安とする	

治療薬

❶ 抗酸化薬（ビタミンE）

NASHの進展にはフリーラジカル（酸化ストレス）が関与しているといわれており，抗酸化作用を有する**ビタミンE**（トコフェロール）により肝組織を改善することが報告されている．

トコフェロールニコチン酸エステルは，強い抗酸化作用を有するビタミンE製剤で，不飽和脂肪酸からの過酸化脂質の生成を抑制する．その他，脂質代謝改善作用，微小循環系賦活作用，血管強化作用，血小板凝集抑制作用などをもつ．

❷ インスリン抵抗性改善薬

NASHの発症やその背景にはインスリン抵抗性が存在していることから，**インスリン抵抗性改善薬**の投与により肝機能と肝組織を改善する．

インスリン抵抗性改善薬である**ピオグリタゾン**は，ペルオキシソーム増殖因子活性化受容体（PPAR$_\gamma$）を刺激し，アディポネクチンの産生促進を介してインスリン抵抗性を改善し，肝臓における糖新生の抑制と末梢組織における糖利用を高め，血糖値を低下させる．

なお，インスリン受容体のβ-サブユニットのチロシンキナーゼ活性を抑制してインスリン抵抗性を改善する作用もあるが，PPAR$_\gamma$アゴニストとしての作用が主である．

表2　NASHの治療薬

医薬品	禁忌	副作用
トコフェロールニコチン酸エステル		食欲不振，胃部不快感，胃痛，悪心，下痢，便秘，温感，潮紅，発疹など
ピオグリタゾン	心不全，心不全の既往歴，成分過敏症，重症ケトーシス，糖尿病性昏睡または前昏睡，1型糖尿病，重篤な肝機能障害，重篤な腎機能障害，重症感染症，手術前後，重篤な外傷，妊婦，妊娠している可能性のある婦人	心不全，浮腫，間質性肺炎，肝機能障害，黄疸，横紋筋融解症，胃潰瘍再燃，悪心・嘔吐，胃部不快感，貧血，白血球減少，血小板減少など

薬物療法

確定した薬物治療法はないが，食事・運動療法で十分な効果が得られない場合に，それぞれの病態に応じて薬物治療を併用する．

> **処方例**
>
> 食事・運動療法を行っているインスリン抵抗性のないNASH
> トコフェロールニコチン酸エステルCap　1回200 mg　1日3回　毎食後

商品名
トコフェロールニコチン酸エステル：ユベラ

処方解説◆評価のポイント

■処方目的
 抗酸化薬であるビタミンEの長期投与による脂質異常・AST・ALTの改善
■主な禁忌症
 特になし
■効果のモニタリングポイント
 脂質異常・AST・ALTの改善
■副作用のモニタリングポイント
 食欲不振，胃部不快感など，表2（p.155）参照

処方例

糖尿病を合併して肥満，内臓肥満にともなうインスリン抵抗性を有し，食事・運動療法を行っているNASH
ピオグリタゾン錠　1回7.5〜15mg　1日1回　朝食後

商品名
ピオグリタゾン：アクトス

処方解説◆評価のポイント

■処方目的
 インスリン抵抗性の改善による糖尿病の進展抑制
■主な禁忌症
 心不全など，表2（p.155）参照
■効果のモニタリングポイント
 血糖値の改善
■副作用のモニタリングポイント
 浮腫，心不全など，表2（p.155）参照

処方例

あらかじめ適用した食事療法および運動療法の効果が不十分な高度肥満（肥満度が＋70％以上またはBMIが35以上）のある場合
マジンドール錠　1回0.5mg　1日1回　昼食後

商品名
マジンドール：サノレックス

処方解説◆評価のポイント

■処方目的
 食欲抑制および体重減少を目的とした食事療法および運動療法の補助
■主な禁忌症
 成分に対する過敏症，緑内障，重症の心・膵・肝・腎障害，重症高血圧，脳血管障害，精神障害，薬物・アルコール乱用歴，妊婦，小児
■効果のモニタリングポイント
 食事の摂取量，体重の減少[※1]
■副作用のモニタリングポイント
 口渇感，便秘，悪心・嘔吐，睡眠障害，胃部不快感など[※2]

▶▶▶**留意事項**
[※1] 投与中は体重の推移に注意する．
[※2] 長期投与により肺高血圧症の発症の危険性が増加するとの報告があるため，3か月を超えて投与しない．

服薬指導

❶ 非薬物療法や生活習慣改善
- 治療の基本は体重コントロールであることを十分説明する．
- メタボリックシンドロームにともなう予後悪化を防ぐため，メタボリックシンドロームに対する指導を行う．
- 食事療法，運動療法による生活習慣の改善が基本であることを十分に説明し，しっかりと継続する．

❷ 治療薬
- 治療薬の効果と副作用を十分説明し，アドヒアランスの向上を図る．

Chapter 6 胆石症

> **学習のポイント**
>
> ■ 主な臨床症状
> 1. 胆嚢胆石症：上腹部痛や右季肋部痛
> 2. 総胆管胆石症：腹痛（特に，みぞおち），発熱など
> 3. 肝内胆石症：上腹部痛や右季肋部痛
>
> ■ 主な臨床検査値
> 1. 総胆管胆石症：T-Bil 高値（直接型優位），胆道系酵素（ALP・LAP・γ-GTP）の上昇など
>
> ■ 主な治療薬
> 1. 催胆薬 〈ウルソデオキシコール酸，ケノデオキシコール酸〉
> 2. 排胆薬 〈フロプロピオン，トレプビトン〉

胆道疾患には，分類上，胆石症以外に胆道炎も含まれるが，胆道炎の多くは細菌・ウイルス感染が原因の疾患でもあるため，Chapter 8 胆道関連感染症（p.179）にて扱う．

Word ▶ T-Bil
総ビリルビン
total bilirubin

Word ▶ ALP
アルカリフォスファターゼ
alkaline phosphatase

概要

胆石とは，胆汁の排泄路である胆管や胆嚢のなかで，胆汁成分が固まってできた固形物（結石）のことで，これによって生じる病的状態を**胆石症**（cholelithiasis）という．なお，胆石は，その成分の違いにより，コレステロール胆石と色素胆石に大きく分けられる．さらに，色素胆石には，黒色石とビリルビンカルシウム石がある．この胆石症は，結石の局在する場所により**胆嚢胆石症**，**総胆管胆石症**，**肝内胆石症**に分類される．

なお，胆道系疾患は，臨床所見や画像診断などで病因や病態を明らかにすることができる．多くは胆石や腫瘍などの機械的な要因が関与しているため，治療としては，内視鏡治療や外科的手術が適応となり，薬物療法は補助的療法に過ぎない．

Word ▶ LAP
ロイシンアミノペプチダーゼ
leucine aminopeptidase

Word ▶ γ-GTP
γ-グルタミルトランスフェラーゼ
γ-glutamyltransferase

> ● 胆石の成分とその形成 ●
>
> （1）コレステロール胆石
>   主成分は，コレステロールである．胆汁内のコレステロールの濃度が過剰となると，溶けきれずに結晶となり，徐々に固まりとなっていく．
> （2）黒色石
>   主成分は，ビリルビンである．血液疾患や肝硬変が原因となる．
> （3）ビリルビンカルシウム石
>   主成分は，ビリルビンである．胆管での胆汁の流れが悪くなり，大腸菌などによって細菌感染を引き起こすことでできる結石である．

閉塞がある場合の感染予防あるいは感染が成立している患者の治療の場合，適切な抗菌薬を投与する〔Chapter 8.1 急性胆道炎（p.179）参照〕．

1 胆嚢胆石症

胆石が胆嚢に存在することで，上腹部痛や右季肋部痛などの消化器症状を呈する．病因として先天的要因（人種，性差，代謝異常など）と後天的要因（年齢，食事，妊娠，胆道感染など）なものがある．

2 総胆管胆石症

総胆管内に胆石が存在する胆石症のことで，胆汁中細菌陽性率は76％と高く，Oddi括約筋機能低下による上行性感染を背景にビリルビンカルシウム石が形成される．胆嚢胆石が流れる場合もある．十二指腸乳頭部への結石嵌頓により急性閉塞性化膿性胆管炎を併発すると，感染胆汁から血中へエンドトキシンが逆流して敗血症性ショックを引き起こすこともあり，注意を要する．

3 肝内胆石症

肝内胆石症は肝内胆管に胆石が分布する．胆石の存在部位や胆管病変の所見（拡張や狭窄）により分類される．

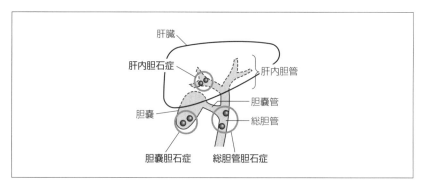

図1　胆石症の分類

成因としては，先天性や遺伝性のものはほとんどなく，衛生環境や食生活が関与しているといわれている．肝内結石の患者は，胆管が拡がったり，狭くなっていたりすることが多くみられるため，胆汁の流れが悪くなり，胆石ができるのではないかと考えられている．なぜ胆管が変形するのかはわかっていない．

● 疫学 ●

厚生労働省医療統計局「国民生活基礎調査」によると，わが国では，胆石保有者は平成2年度まで上昇していたが，その後，調査がなされていないため，現在は不明である．

(1) 胆嚢胆石症

胆石症全体の約78%を占める．そのうちの60%はコレステロール結石で，黒色石とビリルビンカルシウム石がそれぞれ20%である．男女比はやや女性のほうが多いといわれている．

(2) 総胆管胆石症

胆石症全体の約20%を占める．近年増加傾向にあり，ビリルビンカルシウム石が多く（54%），胆嚢胆石症合併率は65%である．

(3) 肝内胆石症

胆石症の約1〜2%程度を占めている．そのうち，ビリルビンカルシウム石が約7割を占める．性差は認められない．

臨床症状・検査

❶ 胆嚢胆石症

胆石が胆嚢の中にある場合，症状は何も出ない．胆石が胆管に移動し，小さいまま残っているか，無事に十二指腸に流れ出た場合も，無症状である．

しかし，胆石が胆管を塞ぐと疝痛（せんつう）が起こる．食後30分から2時間に右上腹部の痛み，吐き気，嘔吐が起こる．特に，胆石特有の症状は，右上腹部を圧迫したときの痛みである．胆管が塞がり，感染がおこると，発熱，悪寒，黄疸が出現する．

表1 注意すべき合併症

合併症	概要
胆道感染症	・胆嚢頸部，胆嚢管への胆石嵌頓により急性胆嚢炎（胆嚢水腫）や胆嚢穿孔による胆汁性腹膜炎を合併する ・Mirizzi（ミリッツィ）症候群：炎症の長期化は胆嚢頸部と胆管の癒着から総胆管を圧排して黄疸を引き起こす ・胆石が胆管へ落下すると急性閉塞性化膿性胆管炎を併発して緊急処置を要することがある
胆嚢十二指腸瘻，胆石イレウス	・内胆汁瘻：胆嚢炎から消化管穿孔を経て瘻孔を形成する ・胆石イレウス：瘻孔から消化管に落下した胆石がイレウスを引き起こすことがある
胆嚢癌	・胆嚢癌の合併は0.8%で，定期的な画像診断と腫瘍マーカー測定が望ましい ・特に，充満胆石や萎縮胆嚢では画像診断が困難であり，注意を要する

❷ 総胆管胆石症

(1) 症状

一般的所見には胆管炎による発熱，黄疸，右上腹部痛（Charcot 3徴）がある．急性閉塞性化膿性胆管炎では意識障害やショック症状をともなう（Reynolds 5徴）．肝膿瘍を併発すると抗菌薬に反応しない発熱を認める．

(2) 検査

(a) 画像診断

直径 1 cm 以上の大結石の存在診断には腹部超音波，X 線 CT[注1]，核磁気共鳴胆管撮影（MRCP）が有効であるが，5 mm 径以下の小結石の診断は困難な場合があり，直接的胆管造影（ERCP，PTC）や超音波内視鏡（腔内超音波）により診断する[注2]．

(b) 血液生化学検査

胆管炎では T-Bil 高値（直接型優位）や胆道系酵素（ALP，LAP，γ-GTP）の上昇，白血球増多，C 反応性タンパク（CRP）高値を認める．遷延化すると肝細胞実質障害（AST・ALT 上昇）をともなう．

3 肝内胆石症

多くは無症状で，検診で発見される場合が多い．結石が総胆管に落下すると，腹痛，発熱や黄疸を認める．高齢者では無痛性の発熱を認めることもある．

腹部超音波検査や X 線 CT により存在診断は容易である．

胆管形態や結石の数・大きさの評価には MRCP が有効であるが，胆道内圧上昇や胆管炎合併例では治療応用を考慮して内視鏡的逆行性胆道膵管造影（ERCP）やポジトロン断層法（PTC）が行われる．

診断

診断は一次検査法から始まり，二次検査法，三次検査法と進めていく．

診断には画像検査（超音波，CT，DIC-CT，MRI，MRC 検査など）により肝内胆管の結石を証明する必要がある．治療を前提にする場合は内視鏡的逆行性胆道造影（ERC），経皮経肝胆道造影（PTC）を行う必要がある．

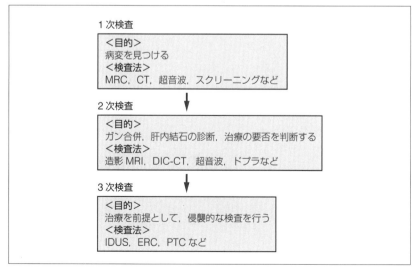

図2 胆石症の画像診断フロー
＜出典：厚生労働省「難治性の肝・胆道疾患に関する調査研究」班編，肝内結石症の診療ガイド，p.18, 文光堂，2011 を改変＞

注1：純コレステロール結石は，X 線 CT では見えないので，注意が必要．

注2：画像診断により Mirizzi 症候群や Lemmel（レンメル）症候群，隆起性病変（ポリープや癌），胆道ジスキネジアを鑑別する．

Word MRCP
magnetic resonance cholangiopancreatography

Word CRP
C-reaction protein

Word AST (GOT)
アスパラギン酸アミノ基転移酵素
aspartate aminotransferase

Word ALT (GPT)
アラニンアミノ基転移酵素
alanine transaminase

Word CT
コンピュータ断層撮影
computed tomography

Word ERCP
endoscopic retrograde cholangiopancreatography

Word PTC
positron emission tomography

Word DIC-CT
経静脈性（点滴）胆道造影
drip infusion cholecystocholangiography

Word MRI
核磁気共鳴画像法
magnetic resonance imaging

Word ERC
endoscopic retrograde cholangiography

Word PTC
precutaneos transhepatic cholangiography

Word IDUS
管腔内超音波検査
intraductal ultrasonography

治療

胆石症治療については2009年に日本消化器病学会からガイドラインが示されている.

薬物療法は，食後の痛み，嘔気，嘔吐などに対して行われる．それ以外については基本経過観察もしくは外科的処置での治療となる.

無症状胆石は原則として経過観察となるが，癌を否定できない症例などについては手術適応となる．薬物療法は石灰化のないコレステロール胆石の症例で有効である.

各胆石症の治療については以下の通りである.

❶ 胆嚢胆石症

根本的治療は胆嚢摘出である．症状間欠期は無処置にて経過観察可能であるが，胆嚢頸部や胆嚢管への胆石嵌頓による胆嚢水腫（急性胆嚢炎）には経皮経肝胆嚢ドレナージを要する場合もある．また，症状間欠期のコレステロール胆石に対しては，胆嚢機能が正常であれば胆石除去療法を行う.

胆嚢内に浮遊するコレステロール混合石については薬物療法が適応となる.

❷ 総胆管胆石症

特に，薬剤に関する治療はない．基本的には，内視鏡治療[注3]により結石を除去する．巨大胆石では補助具（機械破砕バスケット）やESWLを併用する．胃切除術後など内視鏡治療が困難な場合は手術を行う.

急性胆管炎に対しては，経乳頭的ドレナージ[注4]を行うが，肝内胆管拡張例では経皮経肝的ドレナージ（PTBD）を行う.

❸ 肝内胆石症

特に薬剤に関する治療はない．結石除去には経皮胆道鏡下切石術（PTCSL）と肝区域切除術が行われる.

注3：EST（endoscopic sphincterrotom）とEPBD（endoscopic papillary balloon dilation）がある.

注4：ENBD（endoscopic nasobiliary drainage）やERBD（endoscopic retrograde biliary drainage）がある.

Word ▶ **PTBD**
percutaneous transhepatic biliary drainage

Word ▶ **PTCSL**
percutaneous transhepatic cholangioscopic lithotomy

治療薬

現在，わが国で使用されている胆石症治療薬を表2に示す.

胆道系疾患に関わる薬剤として，**催胆薬**（胆汁分泌の促進）と**排胆薬**（胆汁排泄促進）がある．これらを合わせて利胆薬という．特に胆石症については，フロプロピオン，トレピブトンが適応を有している.

表2 胆石症の治療薬

分類			医薬品
利胆薬	催胆薬	胆汁酸利胆薬	ウルソデオキシコール酸，ケノデオキシコール酸，アネトールトリチオン
		水利胆薬	デヒドロコール酸
	排胆薬		フロプロピオン，パパベリン，トレピブトン
胆汁酸沈着剤			コレスチミド

❶ 催胆薬
利胆薬の一種であり，肝臓から胆汁分泌を促進させる作用を有している．
(1) 胆汁酸利胆薬
　(a) ウルソデオキシコール酸
コレステロール系胆石に関して，胆嚢胆汁のコレステロールの不飽和化，液晶の形成によるコレステロールの可溶化，腸管におけるコレステロール吸収抑制などにより胆石を溶解する作用を有する．
　(b) ケノデオキシコール酸
肝でのコレステロール合成を抑制する．胆汁分泌量を増加させるとともに胆汁中のコレステロールをミセル化して溶解する結果，コレステロール胆石の生成が抑制される．
　(c) アネトールトリチオン
胆汁分泌量を増加させるとともに胆汁中の胆汁色素，胆汁酸，コレステロールなどの固形成分の分泌を著明に促進する．
(2) 水利胆薬
水利胆薬であるデヒドロコール酸は，肝細胞に直接作用して胆汁分泌機能を亢進し，胆汁分泌量および流出速度の増大を図る．

❷ 排胆薬
利胆薬の一種であり，十二指腸への胆汁排泄を促進する作用を有している．
(1) フロプロピオン
フロプロピオンはノルアドレナリンの代謝酵素 COMT の阻害に基づく鎮痙効果により，Oddi 括約筋に対して的確な弛緩効果を有することで，肝胆道，膵疾患にともなう腹部症状を除去する．
(2) パパベリン
各種の平滑筋に直接作用して，平滑筋の異常緊張および痙攣を抑制し，血管を拡張する．中枢神経にはほとんど作用しない．
(3) トレピブトン
鎮痙作用により Oddi 括約筋を弛緩させて胆汁・膵液の排出促進，胆汁酸非依存性の胆汁分泌刺激作用を有する．

❸ 胆汁酸沈着剤
コレスチミドは，脂質異常症治療薬の1つで，陰イオン交換樹脂であり，胆汁酸を吸着することで，胆汁酸の再吸収を抑制する．

薬物療法

胆石症の約半数を占める無症候性の胆石症は，薬物治療対象外と考えられており，一部の症状のみに利胆薬が適応となる．
特に胆石症の薬物治療については，「胆嚢の機能が保たれていて，大きさが

15 mm 程度の石灰化していないコレステロール結石」が対象となる．効果判定については3か月ごとに服薬状況も踏まえて超音波検査を行うことで見極めることが一般的である．

胆石の溶解が不十分な場合にはその後，6か月，1年後に再度判定を行う．再発をした際には再投与することで溶解するため，定期的な診察が重要である．

処方例

65才女性　胆嚢胆石症
①〜④を併用処方する．
　①ウルソデオキシコール酸錠 100 mg　1回2錠（1日6錠）　朝昼夕食後
　②ケノデオキシコール酸カプセル 125 mg　1回1カプセル（1日3カプセル）　朝昼夕食後
　③フロプロピオン錠 40 mg　1回2錠（1日6錠）　朝昼夕食後
　④トレピブトン錠 40 mg　1回1錠（1日3錠）　朝昼夕食後

商品名
ウルソデオキシコール酸：ウルソ
ケノデオキシコール酸：チノ
フロプロピオン：コスパノン
トレピブトン：スパカール

処方解説◆評価のポイント

■処方目的
　処方薬①：石灰化していないコレステロール系胆石の溶解
　処方薬②：外殻石灰化を認めないコレステロール系胆石の溶解
　処方薬③：消化管の平滑筋の痙攣を鎮め，胆汁や膵液の十二指腸への排出を促し，腹痛などの緩和
　処方薬④：胆石症，胆嚢炎，胆管炎，胆管ジスキネジー，胆嚢切除後の鎮痙
■主な禁忌症
　処方薬①：完全胆道閉塞
　処方薬②：重篤な胆道・膵障害，重篤な肝障害・胆道系に閉塞性病変
　処方薬③④：なし
■効果のモニタリングポイント
　処方薬①②：胆石が小さくなっているかを確認[※1]
　処方薬③④：胆道痛の軽減
■副作用のモニタリングポイント
　処方薬①②③④：特になし

▶▶▶留意事項
※1　超音波検査を3か月ごとに行い，コレステロール結石が5〜10 mm 中胆石や 10 mm 以上の大胆石では6か月，1年後に再度判定．

服薬指導

薬物治療が適応の胆石症や，外科療法などの後に薬物療法が適応になった患者に対して，次のように指導する．

❶ 治療薬

- 催胆薬や排胆薬は，胆汁の流れをよくすることで，胆石の溶解・排出を促したり，胆石症による痛みを和らげるが，一定期間服用し続けないと効果が現れない．そのため，服用してすぐに症状が改善しないからといって，自己判断で服薬を中止しない．

Chapter 7 膵炎

7.1 急性膵炎

学習のポイント

主な臨床症状
上腹部の急性腹痛発作，圧痛．その他に，背部痛，食欲不振，発熱，嘔気・嘔吐など
① 胆石性急性膵炎：黄疸

主な臨床検査値
膵酵素（リパーゼ，アミラーゼ，P型アミラーゼ，エラスターゼなど）の上昇，尿中アミラーゼの上昇
① 胆石性急性膵炎：ALT ≧ 150 IU/L，あるいは T-Bil・ALP・γGTP・ALT・ALT/AST比の上昇
② アルコール性急性膵炎：血中CDT濃度と血中トリプシン活性の上昇

主な治療薬
① 鎮痛薬〈ブプレノルフィン，ペンタゾシン〉
② 抗菌薬
　1) カルバペネム系抗菌薬〈イミペネム，メロペネム〉
　2) ニューキノロン系抗菌薬〈オフロキサシン，シプロフロキサシン〉
　3) セフェム系抗菌薬〈スルバクタム/セフォペラゾン〉
③ タンパク分解酵素阻害薬〈ガベキサート，ウリナスタチン，ナファモスタット〉
④ H₂受容体拮抗薬〈ファモチジン，ラニチジンなど〉

概要

急性膵炎（acute pancreatitis）は，種々の原因により膵臓内でトリプシノーゲンがトリプシンへと活性化され，それが引き金となって，リパーゼ等の消化酵素が連鎖的に活性化され，膵臓を自己消化，自己融解したためにおこる浮腫

Word ALT（GPT）
アラニンアミノトランスフェラーゼ
alanine aminotransferase

Word T-Bil
総ビリルビン
total bilirubin

Word ALP
アルカリホスファターゼ
alkaline phosphatase

Word γ-GTP
γ-グルタミルトランスペプチターゼ
γ-glutamyl transpeptidase

Word AST（GOT）
アスパラギン酸アミノトランスフェラーゼ
asparate aminotransferase

Word CDT
糖鎖欠損トランスフェリン
carbohydrate-deficient transferrin

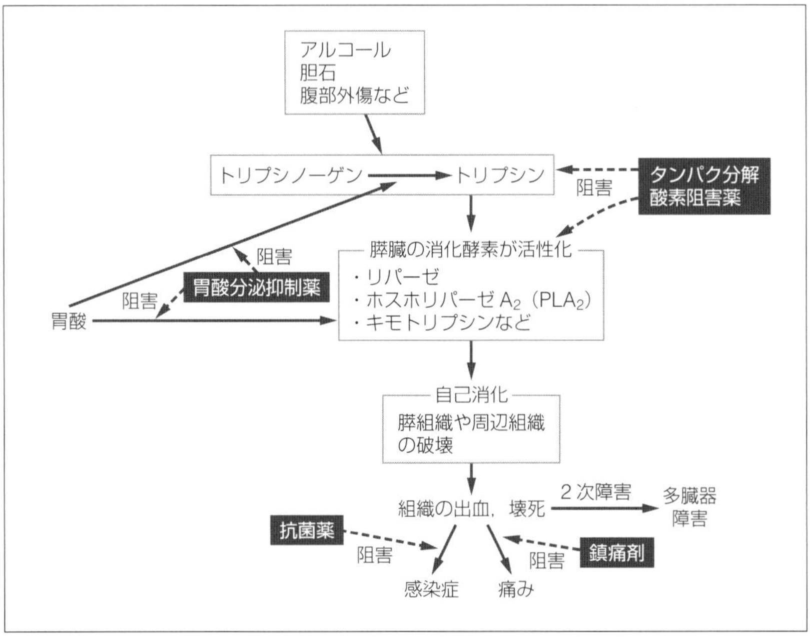

図1　急性膵炎のしくみと治療概念

性・出血性・壊死性の急性炎症である（図1）．

急性膵炎には，主に表1のようなリスクファクターがあり，日本では，**アルコール**と**胆石**が急性膵炎の2大成因といわれている．

● 疫学 ●
わが国の急性膵炎の発症頻度は，年間10万人当たり12.1〜15.4人と推定されている．男性ではアルコール性急性膵炎が，女性では胆石性急性膵炎が多い．

表1　急性膵炎の主なリスクファクター

① アルコール
② 胆石（膵液流出障害による内圧上昇）
③ 内視鏡的逆行性胆管膵管造影検査（ERCP）
④ 膵損傷（膵近傍の手術手技と処置）
⑤ 薬剤（利尿剤，抗腫瘍剤など）
⑥ 高トリグリセリド血症（血中TG値：1,000〜2,000 mg/dL）
⑦ 感染症（HIVやムンプスウイルスなど）

Word ▶ ERCP
endoscopic retrograde cholangiopancreatography

Word ▶ TG
中性脂肪
triglyceride

Word ▶ HIV
ヒト免疫不全ウイルス
human immunodeficiency virus

臨床症状

急性膵炎の特徴的な症状は上腹部の**急性腹痛発作**と**圧痛**である．その他，背部痛，食欲不振，発熱，嘔気・嘔吐などが現れる．

胆石性急性膵炎では胆道通過障害から黄疸がみられる．

臨床検査

❶ 血液・尿検査

膵酵素（リパーゼ，アミラーゼ，P型アミラーゼ，エラスターゼなど）の上昇，**尿中P型アミラーゼ高値**がみられる．また，胆石性，アルコール性の急性膵炎では表2のような特徴的な検査所見がえられる．

表2　急性膵炎の特徴的な検査所見

疾患	検査所見
胆石性急性膵炎	①あるいは② ① ALT ≧ 150 IU/L ② T-Bil，ALP，γGTP，ALT，ALT/AST比の上昇
アルコール性急性膵炎	①血中糖鎖欠損トランスフェリン（CDT）濃度上昇 ②血中トリプシン活性の上昇

❷ 画像検査

腹部単純X線によりイレウス像や大腸・小腸の拡張像などがみられる．その他，超音波検査，CT，MRIなどが有用である．

診断

急性膵炎の診断は,診断基準にしたがって特徴的な症状,血清膵酵素の上昇,膵の画像所見などで総合的に判断する.また,急性膵炎と診断された場合,治療方針を決定するためにも原因の診断を行う必要がある.

表3の3項目中2項目以上を満たし,他の膵疾患および急性腹症を除外したものを急性膵炎と診断する.ただし,慢性膵炎の急性増悪は急性膵炎に含める.

表3 急性膵炎の診断基準

1. 上腹部に急性腹痛発作と圧痛がある
2. 血中または尿中に膵酵素の上昇がある
3. 超音波,CT または MRI で膵に急性膵炎にともなう異常所見がある

急性膵炎の重症度は重症度判定基準(表4)により9つの予後因子,造影 CT によるグレードで判定する.重症急性膵炎は死亡率が高いため重症例を早期に発見し治療方法を選択する.

表4 急性膵炎の重症度判定基準

予後因子 (各1点)	1. Base Excess ≦ −3 mEq/L,またはショック(収縮期血圧 ≦ 80 mmHg) 2. PaO_2 ≦ 60 mmHg(room air),または呼吸不全(人工呼吸管理が必要) 3. BUN ≧ 40 mg/dL(or Cr ≧ 2 mg/dL),または乏尿(輸液後も1日尿量が 400 mL 以下) 4. LDH ≧ 基準値上限の2倍 5. 血小板数 ≦ 10万/mm^3 6. 総カルシウム ≦ 7.5 mg/dL 7. CRP ≧ 15 mg/dL 8. SIRS 診断基準における陽性項目数 ≧ 3 　①体温 > 38℃ または < 36℃ 　②脈拍 > 90 回/分 　③呼吸数 > 20 回/分また PaO_2 < 32torr 　④白血球数 > 12,000/mm^3 か < 4,000 mm^3 または 10% 幼若球出現 9. 年齢 ≧ 70歳
造影 CT グレード (1+2 合計 　1点以下:グレード1 　2点:グレード2 　3点以上:グレード3)	1. 炎症の膵外進展度 　前腎傍腔(0点),結腸間膜根部(1点),腎下極以遠(2点) 2. 膵の造影不良域 　膵を便宜的に3つの区域(膵頭部,膵体部,膵尾部)で判定 　各区域に限局または膵周辺のみ(0点) 　2つの区域にかかる(1点) 　2つの区域全体またはそれ以上(2点)

予後因子3点以上,または造影 CT グレード2以上の場合,「重症」とする
<出典:急性膵炎診療ガイドライン 2015 改訂出版委員会編,急性膵炎診療ガイドライン 2015(第4版),p.96-97,金原出版,2015 より作成>

治療

重症度に応じたモニタリングと治療を行う.モニタリング項目としては意識状態,体温,脈拍数,血圧,尿量,呼吸数,酸素飽和度などである.

治療薬

❶ 麻薬拮抗性鎮痛薬

急性膵炎の除痛には，オピオイド鎮痛薬のなかでも**麻薬拮抗性鎮痛薬**が選択される．**ブプレノルフィン**（注射薬，坐薬）や**ペンタゾシン**（注射薬）があり，中枢神経系の痛覚伝導系抑制によって鎮痛効果を発揮する（表5）．

Word ▶ TEN
中毒性表皮壊死症
toxic epidermal necrolysis

表5 麻薬拮抗性鎮痛薬

医薬品	禁忌	主な副作用	備考
ブプレノルフィン	重篤な呼吸抑制状態および肺機能障害，重篤な肝機能障害，頭部傷害，脳に病変，頭蓋内圧上昇，妊婦，妊娠している可能性のある婦人	呼吸抑制，呼吸困難，せん妄，妄想，薬物依存（長期投与），発汗，めまい，血圧低下，顔面潮紅，嘔気，嘔吐 など	モルヒネ，ペンタゾシンより強く，かつ長い鎮痛効果
ペンタゾシン	頭部傷害，頭蓋内圧上昇，重篤な呼吸抑制状態	呼吸抑制，薬物依存（長期投与），TEN，無顆粒球症，四肢の筋萎縮，強直性痙攣，間代性痙攣・悪心，嘔吐，傾眠など	皮下注，筋注では15〜20分で鎮痛効果が発現し，約3〜4時間持続

❷ タンパク分解酵素阻害薬

軽症例ではその有効性が明らかでなく，重症例での大量持続投与で死亡率や合併症発症率を低下できる可能性がある．しかし，急性膵炎に対する**タンパク分解酵素阻害薬**の経静脈投与による予後や合併症発生への明らかな改善効果は認められていない．

(1) ウリナスタチン

トリプシン，α-キモトリプシン，エラスターゼなどのタンパク分解酵素を阻害する．また，ヒアルロニダーゼ，リパーゼなどの糖・脂質分解酵素も阻害する．

(2) ガベキサート

トリプシン，カリクレインなどのタンパク分解酵素を阻害する．その他，Oddi括約筋弛緩作用，血液凝固因子阻害作用，血小板凝集抑制作用を有する．

表6 タンパク分解酵素阻害薬

医薬品	主な副作用	備考
ウリナスタチン	白血球減少，肝機能検査値異常，発疹，そう痒感，下痢，血管痛など	
ガベキサート	注射部位の皮膚潰瘍・壊死，無顆粒球症，白血球減少，血小板減少，高カリウム血症，血管痛・静脈炎，発疹・そう痒，血圧降下，悪心・嘔吐など	投与速度 2.5 mg/kg/ 以下 血管外漏出に注意
ナファモスタット	高カリウム血症，低ナトリウム血症，血小板減少，白血球減少，肝機能障害，黄疸，発疹，そう痒感など	

(3) ナファモスタット

トロンビン，活性型血液凝固因子（第XIIa因子，第Xa因子，第VIIa因子），カリクレイン，プラスミン，トリプシンなどのタンパク分解酵素を阻害する．その他，血液凝固時間延長作用，血小板凝集抑制作用を有する．

❸ 抗菌薬

膵臓への移行性を考慮してイミペネム，オフロキサシン，シプロフロキサシン，メロペネム，スルバクタム／セフォペラゾンの投与が望ましい．腸内細菌群による膵臓および膵臓周囲の感染症は，致死的な合併症であるため予防的に抗菌薬を投与する．特に重症例では予防的抗菌薬の投与は必要であり，感染症の発症および生命予後の改善が期待できる．

❹ ヒスタミン H_2 受容体拮抗薬

胃酸の分泌抑制作用を有する H_2 受容体拮抗薬は，急性粘膜病変や消化管出血を合併，もしくは合併する可能性がある症例で投与を考慮する．胃酸による膵外分泌刺激の抑制目的に投与されることが多いが，その有効性は認められていない．

薬物療法

急性膵炎の発症進展には膵酵素の活性化が関与していることから膵炎の進行を抑制するために**タンパク分解酵素阻害薬**を投与する．また，急性膵炎の疼痛は激しく持続的であるため鎮痛薬による十分な除痛を行う．急性膵炎の発症進展にともなって，膵臓および膵臓周囲の感染症，急性粘膜病変や消化管出血などの合併症を生じる可能性がある．

軽症例では感染症の発症率および死亡率も低いため抗菌薬の予防投与は必要ない．ただし，胆管炎合併例では抗菌薬の投与を考慮する．

また，急性粘膜病変や消化管出血に対しては H_2 受容体拮抗薬を投与する．エネルギー必要量が増加するような重症例で栄養摂取が長期不可能であれば栄養補給をする必要がある．また，重症例では以下のような特殊治療法を行う．

❶ 初期治療

治療の初期治療としては，絶食し，膵臓を安静に保つことで膵外分泌刺激の回避，十分な初期輸液，十分な除痛が基本となる．

初期輸液療法では，通常，健常成人では 1,500～2,000 mL（30～40 mL/kg）／日であるが，急性膵炎では炎症にともなう循環血漿量の低下，特に重症例では血管透過性の亢進，膠質浸透圧の低下により細胞外液が膵臓の周囲や後腹膜腔，腹腔，胸腔内まで漏出し大量の循環血漿量が失われる．そのため通常の 2～4 倍の細胞外液補充液 60～160 mL/kg の投与を行い，循環動態を安定させる．

❷ 重症例の治療

重症例（ショックまたは脱水状態の場合）では厳密な呼吸・循環管理とともに輸液管理（短時間の急速輸液（150〜600 mL/hr）），感染予防，多臓器不全の対策を行う必要がある．また，重症例ではエネルギー必要量が増加するため栄養摂取が長期不可能であれば栄養補給をする必要がある．胃管あるいは空腸管による経腸栄養で中心静脈栄養に比べて感染症合併発症率や死亡率の低下が認められるため推奨されている[注1]．

十分な初期輸液にもかかわらず，循環動態が保てず，利尿の得られない症例で，血液浄化療法（CHDF）を行う．重症急性膵炎に対するCHDFの発症早期の導入は，多臓器不全への進展を抑制する可能性がある．経口摂取の開始は腹痛の消失，血中膵酵素（特にリパーゼ）値を指標とし，一般的に少量の脂肪制限食から開始し，経過をみながらカロリー，脂肪量を増加する．

注1：軽症では早期から経口摂取が可能あり，中心静脈栄養の有用性は認められない．

Word▶ CHDF
continuous hemodiafiltration

❸ 重症例における特殊な治療

(1) 選択的消化管除菌（SDD）

重症の急性膵炎における致死的な合併症である膵および膵周囲の感染症の起炎菌はグラム陰性菌を中心とする腸内細菌群である．消化管内のグラム陰性菌を選択的に除菌して膵局所の感染症を予防するために非吸収性の抗菌薬（ノルフロキサシン，コリスチン，アムホテリシンB）を投与することが行われているが，感染症合併および死亡率を低下させるとの根拠は乏しい．

Word▶ SDD
Selective decontamination of the digestive tract

(2) タンパク分解酵素阻害薬・抗菌薬膵局所動注療法

膵組織は，もともと薬剤の移行性が低く，特に急性壊死性膵炎では発症早期から膵の虚血や膵微小循環障害がみられるため静脈投与では薬剤は膵組織へ移行しにくい．そのためタンパク分解酵素阻害薬（ナファモスタットなど）および抗菌薬（イミペネムなど）を動脈から直接投与する．これにより急性壊死性膵炎の死亡率および感染合併症の発生率を低下させる可能性がある．

処方例

急性膵炎の急性症状を有する症例
絶食による膵の安静とともに①〜④を処方する．
　①細胞外液補充液　2〜4L/日
　②ナファモスタットメシル酸塩注 10〜30 mg/5%ブドウ糖液 500 mL　点滴静注
　③注射用イミペネム/シラスタチンナトリウム　1回0.5〜1g　1日2回　点滴静注
　④ブプレノルフィン坐剤 0.2 mg　1個

商品名
細胞外液補充液：ラクテック
ナファモスタット：フサン
イミペネム/シラスタチン：チエナム
ブプレノルフィン：レペタン

処方解説◆評価のポイント

■処方目的
　処方薬①：循環血漿量の低下の補充による循環動態の改善
　処方薬②：タンパク分解阻害薬により膵炎の進行の抑制
　処方薬③：感染性膵合併症発症の低下
　処方薬④：疼痛除去

■主な禁忌症
　処方薬①：高乳酸血症
　処方薬③：バルプロ酸との併用
　処方薬④：重篤な肝機能障害など，表5（p.168）参照

■効果のモニタリングポイント
　処方薬①：血圧や循環動態の改善を確認
　処方薬②③④：膵炎症状および検査所見の改善を確認

■副作用のモニタリングポイント
　処方薬②：高カリウム血症など，表6（p.168）参照
　処方薬③：痙攣，意識障害，SJS，重篤な肝障害，間質性肺炎，汎血球減少，急性腎不全，PMCなど
　処方薬④：呼吸抑制など，表5（p.168）参照

服薬指導

❶ 非薬物療法など

- 絶飲食の理由とその効果について十分に説明する．
- 発症の原因の応じた再発防止対策を指導する．
　【例】飲酒がある場合は禁酒させるなど

Chapter 7　膵　炎

7.2 慢性膵炎

学習のポイント

主な臨床症状
1. 代償期：急性膵炎様の腹痛発作が主症状，飲酒後や過食後に増悪する．
2. 非代償期：膵内外分泌不全を主徴とし，消化吸収障害に起因する下痢，体重減少などの症状，耐糖能異常に起因する口渇，多尿など

主な臨床検査値
1. 代償期の急性増悪時：血清中膵酵素（P型アミラーゼ，リパーゼ，エラスターゼ），尿中アミラーゼの異常高値
2. 非代償期：
   ・膵酵素低下傾向，膵内外分泌低下
   ・耐糖能異常（空腹時や食後の血糖値，HbA$_{1c}$値[注1]の異常）
   ・栄養不良（血清総タンパク・アルブミン・血清コレステロールなどの低下）

主な治療薬
1. 鎮痛薬〈ブプレノルフィン，ペンタゾシン，NSAIDs〉
2. 鎮痙薬〈フロプロピオン〉
3. 抗コリン薬〈ブチルスコポラミン〉
4. タンパク分解酵素阻害薬〈カモスタット〉
5. 消化酵素薬〈パンクレアチン，エクセラーゼ，ベリチームなど〉
6. 血糖降下薬〈インスリン〉

概要

　慢性膵炎（chronic pancreatits）とは，膵臓に生じた慢性の炎症の持続や繰り返される増悪により膵臓の内部に不規則な線維化，細胞浸潤，実質の脱落，肉芽組織などの慢性変化が生じ，進行すると膵外分泌・内分泌機能の低下をともない，消化吸収障害や耐糖能異常を示す病態である．

　また，喫煙が慢性膵炎の発症および進行のリスクといわれている．

● 疫学 ●

　わが国の慢性膵炎の有病率は，2007年の厚生労働省の調査では年間10万人当たり36.9人と推定されており，年々，増加傾向にあるといわれている．性別では男性に多く，女性の2.5倍とされている．

　慢性膵炎の原因はアルコール性が最も多く（約60％），次いで原因不明の特発性，急性膵炎の原因であった胆石性は稀である．また，その成因には性差があり，男性ではアルコール性が約75％を占め，続いて特発性だが，女性では特発性が最も多い．

注1：HbA$_{1c}$とは，ヘモグロビンとブドウ糖が結合したグリコヘモグロビンの一種．血糖値の高い場合，HbA$_{1c}$が高くなる．過去1〜2か月の血糖値の平均を反映している．

Word NSAIDs
非ステロイド性抗炎症薬
non-steroidal anti-inflammatory drugs

臨床症状

　慢性膵炎は，膵機能がほぼ正常な**代償期**と低下する**非代償期**に分けられる．

　代償期では，急性膵炎様の腹痛発作が主な症状であり，飲酒後や過食後に増悪する．非代償期では，膵内外分泌不全を主な症状とし，消化吸収障害に起因する下痢，体重減少などの症状と耐糖能異常に起因する口渇，多尿などの症状が認められる（図1）．

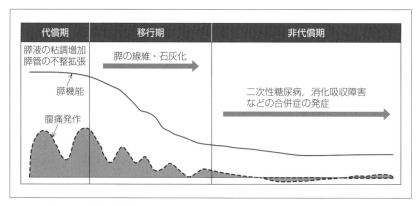

図1 アルコール性慢性膵炎の病態の進行

臨床検査

血清中の膵酵素（P型アミラーゼ，リパーゼ，エラスターゼ）および尿中アミラーゼは代償期の急性増悪時には異常高値を示すが，非代償期では低下傾向となる．

非代償期で膵内外分泌不全がみられるため，膵内分泌機能検査の75g経口ブドウ糖負荷試験にて異常が認められ，膵外分泌機能検査のBT-PABA（PFD）試験により膵外分泌の低下が認められる．耐糖能異常として空腹時や食後の血糖値，HbA_{1c}値の異常も認められる．血清総タンパク，アルブミン，血清コレステロールなどの低下がみられれば栄養不良がある．

また，腹部単純X線，腹部US，腹部CT，内視鏡的逆行性膵胆管造影（ERCP）などの画像所見に膵実質や分枝膵管に異常所見が認められる．

表1 早期慢性膵炎の画像所見

a, bのいずれかが認められる．
a．以下に示すEUS所見7項目のうち，(1)～(4)のいずれかを含む2項目以上が認められる． 　(1) 蜂巣状分葉エコー（lobularity, honeycombing type） 　(2) 不連続な分葉エコー（nonhoneycombing lobularity） 　(3) 点状高エコー（hyperechoic foci, non-shadowing） 　(4) 索状高エコー（stranding） 　(5) 囊胞（cysts） 　(6) 分枝膵管拡張（dilated side branches） 　(7) 膵管辺縁高エコー（hyperechoic MPD margin）
b．ERCP像で，3本以上の分枝膵管に不規則な拡張が認められる．

＜出典：厚生労働省難治性膵疾患に関する調査研究班，日本膵臓学会，日本消化器病学会，慢性膵炎臨床診断基準2009，膵臓 24：1645-646，2009＞

Word ▶ BT-PABA試験
パラアミノ馬尿酸誘導体試験
N-benzoyl-L-tyrosyl-p-aminobenzoic acid test

Word ▶ PFD試験
pancreatic function diagnostic test

Word ▶ ERCP
endoscopic retrograde cholangiopancreatography

Word ▶ EUS
超音波内視鏡
endoscopic ultrasonography

診断

表2，表3に示す慢性膵炎臨床診断基準2009に基づき，早期慢性膵炎，慢性膵炎準確診・確診として次のように診断できる．

①早期慢性膵炎：表2の③〜⑥のいずれか2項目以上と早期慢性膵炎の画像所見（表3）が認められる．
②慢性膵炎の準確診：表2の①または②の準確診所見（表3）が認められる．
③慢性膵炎の確診：表2の①または②の確診所見（表3）あるいは表2の①または②の準確診所見と，表2の③④⑤のうち2項目以上のいずれかが認められる．

表2　慢性膵炎の診断項目

① 特徴的な画像所見
② 特徴的な組織所見
③ 反復する上腹部痛発作
④ 血中または尿中膵酵素値の異常 （血中膵酵素が連続して複数回にわたり正常範囲を超えて上昇あるいは正常下限未満に低下，尿中膵酵素が連続して複数回にわたり正常範囲を超えて上昇のいずれかが認められる）
⑤ 膵外分泌障害
⑥ 1日80g以上（純エタノール換算）の持続する飲酒歴

＜出典：厚生労働省難治性膵疾患に関する調査研究班，日本膵臓学会，日本消化器病学会，慢性膵炎臨床診断基準2009，膵臓24：1645-646，2009＞

表3　慢性膵炎の準確診・確診所見

	準確診所見	確診所見
①特徴的な画像所見	以下のいずれかが認められる． a. MRCPにおいて，主膵管の不整な拡張と共に膵全体に不均一に分布する分枝膵管の不規則な拡張 b. ERCP像において，膵全体に分布するびまん性の分枝膵管の不規則な拡張，主膵管のみの不整な拡張，タンパク栓のいずれか c. CTにおいて，主膵管の不規則なびまん性の拡張と共に膵辺縁が不規則な凹凸を示す膵の明らかな変形 d. US (EUS)において，膵内の結石またはタンパク栓と思われる高エコーまたは膵管の不整な拡張をともなう辺縁が不規則な凹凸を示す膵の明らかな変形	以下のいずれかが認められる． a. 膵管内の結石 b. 膵全体に分布する複数，ないし，びまんの石灰化 c. ERCP像，膵全体に見られる主膵管の不整な拡張と不均等に分布する不均一かつ不規則な分枝膵管の拡張 d. ERCP像で，主膵管が膵石，タンパク栓などで閉塞または狭窄しているときは，乳頭側の主膵管と分枝膵管の不規則な拡張．
②特徴的な組織所見	・膵実質が脱落し，線維化が小葉間または小葉間・小葉内に観察される	・膵実質の脱落と線維化が観察される ・膵線維化は主に小葉間に観察され，小葉が結節状，いわゆる硬変様をなす

＜出典：厚生労働省難治性膵疾患に関する調査研究班，日本膵臓学会，日本消化器病学会，慢性膵炎臨床診断基準2009，膵臓24：1645-646，2009より抜粋＞

治療

　治療内容は病期により異なるため，各種検査から病期を確認して治療方法を決定する．代償期では再燃と緩解を目的とした治療となるが，薬物治療とともに非薬物治療となる生活習慣の改善が治療のベースとなる．非代償期では膵機能不全に起因する消化吸収低下，耐糖能異常に対する薬物治療を行う．

❶ 生活習慣の改善

慢性膵炎では飲酒，喫煙などの生活習慣がリスクとなるとともに進行を促進する増悪因子でもあるため日常生活の指導が重要であり，断酒，禁煙をさせ，規則正しい生活を指導する．

代償期で腹痛発作を繰り返す症例では，食事の脂肪摂取量を 30 〜 35 g/日に制限し，また，1 回の食事量を減らし回数を増やす食事方法を指導する．

治療薬

❶ 鎮痛薬
上腹部痛や背部痛などの腹部症状に対して用いる．

(1) NSAIDs
PG 生合成抑制作用により消炎，鎮痛効果を示す．

(2) ブチルスコポラミン
抗コリン作用による鎮痙作用を示す．その他，消化管運動抑制作用，胃液分泌抑制作用，胆囊収縮抑制作用を有する．

(3) フロプロピオン
COMT 阻害による鎮痙作用に加えて Oddi 括約筋弛緩による胆汁・膵液の排出促進による膵胆道内圧低下より鎮痛効果を示す．

Word ▶ COMT
カテコール-O-メチルトランスフェラーゼ
catechol-O-methyltransferase

❷ タンパク分解酵素阻害薬

カモスタットは，トリプシン，血漿カリクレイン，プラスミン，トロンビン，エステラーゼなどのタンパク分解酵素に対して強い阻害作用を示し，炎症症状と疼痛の緩解ならびにアミラーゼ値を改善する．その他，Oddi 括約筋弛緩による胆汁・膵液の排出促進作用，血液凝固，線溶系に対する阻害作用も有する．

❸ 消化酵素薬

膵外分泌の補充や膵の安静のために**パンクレアチン**，**ベリチーム**などの消化酵素薬[注2]を用いる．消化酵素薬は，アミラーゼ，プロテアーゼ，リパーゼおよびセルラーゼ活性を有し，タンパク質，炭水化物，脂肪を消化し，膵外分泌刺激を抑制する．

注2：消化酵素複合剤として，ストミラーゼ，エクセラーゼ（商品名）などもある．

❹ インスリン

膵機能低下にともなう膵内分泌低下を補充し，血糖値をコントロールする．通常，超速効型インスリン 3 回＋持効型インスリン 1 回で投与する．

表4 治療薬の主な禁忌や副作用

医薬品		主な禁忌	主な副作用
鎮痛薬	NSAIDs	消化性潰瘍，重篤な血液異常，重篤な肝・腎障害，重篤な高血圧症，重篤な心機能不全，アスピリン喘息，妊婦または妊娠している可能性の婦人	胃痛，胃部不快感，浮腫，肝障害，発疹
	ブチルスコポラミン	出血性大腸炎，緑内障，前立腺肥大による排尿障害，重篤な心疾患，麻痺性イレウス	口渇，便秘，眼の調節障害
	フロプロピオン		悪心・嘔気，腹部膨満感，発疹
	カモスタット		発疹，嘔気，腹部不快感，腹部膨満感，肝障害
消化酵素薬			下痢，軟便，過敏症
膵性糖尿病治療薬（インスリン）		低血糖症状	低血糖

薬物療法

代償期には急性再燃時の対応と急性再燃の予防を目的に行う．急性再燃時には急性期に準じた薬物治療を行うが，間欠期[注3]には腹部症状（上腹部痛や背部痛など）に対して経口**タンパク分解酵素薬**や**鎮痛薬**を投与し，膵外分泌の補充や膵の安静を目的として**消化酵素薬**や**胃酸分泌抑制薬**を投与する．

非代償期では膵機能不全に起因する消化吸収障害，耐糖能異常（膵性糖尿病）に対して**消化酵素薬**や**インスリン**を投与する．

注3：急性期を脱し，比較的軽い腹部症状を有する状態のこと．

1 治療法

(1) 腹部症状に対して

急性増悪時に関しては急性膵炎に準じて行う．腹痛を示す症例では，軽症であれば**NSAIDs**，**鎮痙薬**，**抗コリン薬**を用いる．また，膵管内圧や膵組織内圧の上昇と組織内での膵酵素の活性化によると考えられる場合には，**消化酵素薬**（ベリチームなど）の大量投与や**タンパク分解酵素阻害薬**を用いる．消化酵素薬の大量投与は，膵外分泌を抑制し，タンパク分解酵素阻害薬は活性化された膵酵素を阻害する．

(2) 膵外分泌の補充や膵の安静に対して

非代償期の脂肪便や下痢，体重減少に**消化酵素薬**（パンクレリパーゼ）が有効である．消化酵素薬の投与量は，膵外分泌能の低下に応じて通常量の3～10倍とする．明らかな脂肪便がある場合には，**胃酸分泌抑制薬**（H_2受容体拮抗薬，プロトンポンプ阻害薬）の併用が有効である．

(3) 膵性糖尿病に対して

膵性糖尿病には**インスリン治療**を基本とする．治療においては栄養状態を改善しておくことが必要であり，十分なカロリー摂取と過度の脂肪摂取を避け，十分な消化酵素薬を投与して栄養状態を改善した上でインスリン量を決定する．通常，超速効型あるいは速効型の毎食前投与と持効型1回投与を行い，血糖コ

ントロールを良好に維持する．

❷ 代償期

代償期では食事指導のうえで，症状に合わせて腹部症状の緩解，膵外分泌の補充や膵の安静を目的とした薬物治療を行う．

処方例

慢性膵炎代償期
食事指導とともに次の①～③を併用処方する．
　①ブチルスコポラミン 10 mg 錠　1回1～2錠　腹痛時
　②カモスタット 100 mg 錠　1回1～2錠　1日3回　毎食後
　③消化酵素配合顆粒　1回1～3 g　1日3回　毎食直後

商品名
ブチルスコポラミン：ブスコパン
カモスタット：フォイパン
消化酵素：ベリチーム

処方解説◆評価のポイント

■処方目的
　処方薬①：腹痛の緩解
　処方薬②：炎症症状と疼痛の緩解
　処方薬③：膵外分泌機能を補い，膵外分泌刺激を抑制することによる腹痛発作の予防
■主な禁忌症
　処方薬①：出血性大腸炎，緑内障，前立腺肥大による排尿障害，重篤な心疾患，麻痺性イレウス，表4参照
■効果のモニタリングポイント
　処方薬①②③：腹部症状の改善および腹痛発作の軽減を確認
■副作用のモニタリングポイント
　処方薬①：口渇，便秘，眼の調節障害など，表4参照
　処方薬②：発疹，嘔気，腹部不快感，腹部膨満感，肝障害など，表4参照
　処方薬③：下痢，軟便，過敏症など，表4参照

❸ 非代償期

非代償期では膵機能不全に起因する消化吸収障害および糖尿病に対する薬物治療を行う．

処方例

慢性膵炎非代償期
①～③を併用処方し，さらに④，⑤を併用で処方する
　①カモスタット 100 mg/錠　1回1～2錠　1日3回　毎食後
　②パンクレリパーゼ 150 mg/Cap　1回4Cap　1日3回　毎食直後
　③エソメプラゾール 20 mg/Cap　1回1Cap　1日1回　食後
　④超速効型インスリン　1日3回毎食直後　皮下注
　⑤持効型インスリン　1日1回　就寝前　皮下注

商品名
カモスタット：フォイパン
パンクレリパーゼ：リパクレオン
エソメプラゾール：ネキシウム
超速効型インスリン：アピドラ
持効型インスリン：ランタス

Chapter 7 膵炎

> **処方解説◆評価のポイント**
>
> ■処方目的
>   処方薬①：炎症症状の緩解
>   処方薬②：脂肪吸収障害に対して膵消化酵素の補充
>   処方薬③：消化酵素の失活を防ぐために胃酸分泌の抑制
>   処方薬④⑤：膵性の糖尿病における血糖コントロール
> ■主な禁忌症
>   処方薬③：アタザナビル，リルピビリン（併用禁忌）
>   処方薬④：低血糖症状，表4（p.176）参照
> ■効果のモニタリングポイント
>   処方薬①：腹部症状の改善を確認
>   処方薬②③：下痢，体重減少などの消化吸収状態の改善を確認
>   処方薬④⑤：血糖値コントロールが良好であることを確認
> ■副作用のモニタリングポイント
>   処方薬①：表4（p.176）参照
>   処方薬②：発疹，嘔気，腹部不快感，腹部膨満感，肝障害など
>   処方薬③：汎血球減少症，無顆粒球症，血小板減少，肝機能障害，間質性肺炎，間質性腎炎，下痢など
>   処方薬④⑤：低血糖など，表4（p.176）参照

服薬指導

❶ 非薬物療法

- 慢性膵炎では日常生活の指導が重要であり，断酒や禁煙をし，規則正しい生活をする．
- 代償期で腹痛発作を繰り返す場合，食事の脂肪摂取量を30〜35 g/日に制限して，1回の食事量を減らし，回数を増やす食事方法を行う．

❷ 薬物療法

- 治療薬の副作用の初期症状を自覚したら速やかに医師・薬剤師に相談すること．

Chapter 8 胆道関連感染症

8.1 急性胆道炎（急性胆管炎，急性胆嚢炎）

学習のポイント

主な臨床症状
1. 急性胆管炎：右上腹部痛，発熱，黄疸，重症では加えてショックや意識障害
2. 急性胆嚢炎：持続的右季肋部痛や心窩部痛，Murphy's sign[注1]，その他，悪心・嘔吐，発熱

主な臨床検査値
1. 急性胆管炎：炎症所見（WBC 異常，CRP 高値）と胆汁うっ滞（T-Bil 高値，ALP・γ-GTP 上昇）
   ※肝障害を生じている場合，AST，ALT 値の上昇もみられる
2. 急性胆嚢炎：炎症所見（WBC 増加，CRP 上昇など），軽度の肝・胆道系酵素・T-Bil 上昇
   ※総胆管結石が合併の場合，T-Bil が高度上昇．

主な治療薬
1. 抗菌薬
   1) ペニシリン系抗菌薬〈タゾバクタム/ピペラシリンなど〉
   2) セフェム系抗菌薬〈セフトリアキソン/セファゾリンなど〉
   3) カルバペネム系抗菌薬〈メロペネム/ドリペネムなど〉
   4) ニューキノロン系抗菌薬〈レボフロキサシンなど〉

胆道は胆嚢と胆管からなり，**急性胆道炎**は胆道に生じた急性炎症疾患である．胆管に生じた**胆管炎**と胆嚢に生じた**胆嚢炎**に分けられる．

ここでは，**急性胆管炎**（acute cholangitis）と**急性胆嚢炎**（acute cholecytitis）について解説する．

注1：炎症のある胆嚢を検者の手で触知すると，痛みを訴えて呼吸を完全に行えない状態．

Word ▶ WBC
white blood cell

Word ▶ CRP
C-reaction protein

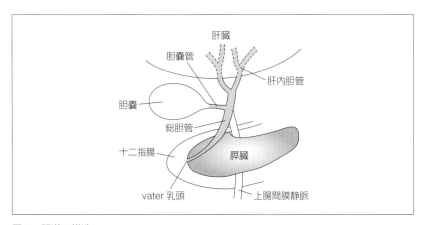

図1 胆道の構造

概要

1 急性胆管炎

胆管内に何らかの原因で胆汁うっ滞が起こり，そこに細菌の繁殖により急性炎症を生じた状態である．胆管内に著明に増加した細菌の存在と細菌またはエ

ンドトキシン注2が血流内に逆流するような胆管内圧の上昇が認められる．細菌またはエンドトキシンの血中・リンパ流中への移行は敗血症などの重篤かつ致死的な感染症を発症することになる．

急性胆管炎の発症には，胆道閉塞（胆汁うっ滞）と胆汁中の細菌増殖（胆道感染）が要因となっている．

胆道閉塞の原因としては，総胆管結石や悪性腫瘍による狭窄（胆肝癌，胆嚢癌，膵管癌など）などがあるが，総胆管結石が最も多く，総胆管結石患者の約33％で発症し，高齢者に多いとされる．

胆道感染の危険因子としては，高齢者，緊急手術，急性胆嚢炎の既往，黄疸の既往・存在，総胆管結石，総胆管の検査や処置の既往，胆管空腸吻合術後，総胆管の閉塞などがある．

注2：エンドトキシン（内毒素）とは，グラム陰性菌細胞壁の構成成分であるリポ多糖のこと．代表的な発熱物質で，血中に入ると発熱などさまざまな生体反応を引き起こす．

❷ 急性胆嚢炎

胆嚢炎は，胆嚢に生じた炎症性疾患であり，急性に生じた炎症である急性胆嚢炎と穏やかな胆嚢炎の繰り返しで胆嚢の線維化や粘膜の萎縮などを生じる慢性胆嚢炎に分類されるが，慢性胆嚢炎は大部分が急性炎症から移行する．

急性胆嚢炎の多くは胆石に起因し，胆嚢内の結石により胆嚢頸部や胆嚢管に閉塞し発症する．胆石患者の約10％，90～95％は胆嚢胆石を合併であるとされる．胆嚢管閉塞と胆嚢内胆汁うっ滞に引き続き，胆嚢粘膜障害が起こり，炎症性メディエーターの活性化が引き起こされる．そのほか，胆嚢の血行障害，化学的な傷害，細菌，原虫，寄生虫などの感染，膠原病，アレルギー反応などでも発症する．

● 疫学 ●
1993年時点で，胆石保有者1000万人以上といわれており，胆石保有者が急性胆管炎や急性胆嚢炎を発症する頻度はそれぞれ，0.3～1.6％，3.8～12％とされている．急性胆管炎および急性胆嚢炎の重症例はそれぞれ，11.6～12.3％，1.2～6.0％と報告されている．
また，内視鏡的逆行性胆道膵管造影（ERCP）施行後の急性胆管炎・急性胆嚢炎の発症率はそれぞれ，0.5～2.4％，0.2～1.0％といわれている．

Word ERCP
endoscopic retrograde cholangiopancreatography

臨床症状・検査

❶ 急性胆管炎

（1）症状

典型的な症状としてはCharcot3徴（右上腹部痛，発熱，黄疸）であり，重症となるReynolds5徴（Charcot3徴に加えてショックや意識障害を呈する）を認める場合もある．

（2）検査所見

急性胆管炎では，感染による炎症所見と胆汁うっ滞の所見が認められる．炎症所見としては白血球増多，CRP高値，胆汁うっ滞所見としては高ビリルビン血症・ALP・γ-GTP値の上昇がみられる．肝障害を生じている場合はAST・

Word ALP
アルカリホスファターゼ
alkaline phosphatase

Word γ-GTP
γ-グルタミルトランスペプチターゼ
γ-glutamyl transpeptidase

Word AST（GOT）
アスパラギン酸アミノトランスフェラーゼ
asparate aminotransferase

ALT値の上昇もみられる．画像診断としては腹部超音波，腹部CT，単純MRI（MRCP）などが行われるが，胆管結石や腫瘍など成因を診断することになる．

Word▶ ALT（GPT）
アラニンアミノトランスフェラーゼ
alanine aminotransferase

❷ 急性胆嚢炎

（1）症状

急性胆嚢炎の典型的な症状は右季肋部痛や心窩部痛で持続的である．Murphy's signが特徴的な症状である．その他，悪心・嘔吐，発熱が認められる．

（2）検査所見

特異的な血液検査所見は見られないが，炎症所見として白血球数の異常，CRPの上昇などが認められる．肝・胆道系酵素およびT-Bilの上昇は軽度であり，高度の上昇は，総胆管結石の合併が疑われる．画像検査としては腹部超音波，腹部CT，腹部MRIで胆嚢の腫大，壁の肥厚，結石などが認められる．

Word▶ T-Bil
総ビリルビン
total bilirubin

診断

❶ 急性胆管炎

症状および検査所見より**急性胆管炎診断基準**（表1）にしたがって診断する．また，重症度により治療方針が異なるため**重症度判定基準**（表2）により重症度を判定する．

- ●確診：Aのいずれか＋Bのいずれか＋Cのいずれかを認める
- ●疑診：Aのいずれか＋BもしくはCのいずれかを認める

表1 急性胆管炎の診断基準

A．全身の炎症所見	発熱（悪寒戦慄を伴うこともある）	① BT＞38℃
	血液検査（炎症反応）	② WBC＜4×10³/μL，または，10×10³/μL＜白血球数 ③ CRP≧1mg/dL
B．胆汁うっ滞所見	黄疸	① T-Bil≧2mg/dL
	血液検査（肝機能異常）	① ALP＞1.5×健常値上限（IU） ② γ-GTP＞1.5×健常値上限（IU） ③ AST＞1.5×健常値上限（IU） ④ ALT＞1.5×健常値上限（IU）
C．胆管病変の画像所見	① 胆管拡張 ② 胆管炎の成因（胆管狭窄，胆管結石，ステントなど）	

Word▶ BT
body temperature

＜出典：急性胆管炎・胆嚢炎診療ガイドライン改訂出版委員会 編，急性胆管炎・胆嚢炎治療ガイドライン2013，p.58，医学図書出版，2013 一部改変＞

表2 急性胆管炎の重症度判定基準

軽症	中等症，重症の基準を満たさないもの
中等症	①初診時に，以下の5項目のうち2つ該当するものがある場合 ・WBC > 12,000/mm³，または，WBC < 4,000/mm³ ・発熱（BT ≧ 39℃） ・年齢（75歳以上） ・黄疸（T-Bil ≧ 5 mg/dL） ・アルブミン（＜健常値下限×0.73 g/dL） ②上記の項目に該当しないが，初期治療に反応しなかった場合
重症	急性胆管炎のうち，以下のいずれかを伴う場合 ・循環障害（ドパミン≧5μg/kg/min，もしくは，ノルアドレナリンの使用） ・中枢神経障害（意識障害） ・呼吸機能障害（PaO₂/FiO₂ 比 < 300） ・腎機能障害（乏尿，もしくは，Cr > 2.0 mg/dL） ・肝機能障害（PT-INR > 1.5） ・血液凝固異常（血小板 < 10万/mm³）

＜出典：急性胆管炎・胆囊炎診療ガイドライン改訂出版委員会 編，急性胆管炎・胆囊炎治療ガイドライン2013, p.76, 医学図書出版，2013 一部改変＞

❷ 急性胆囊炎

症状および検査所見より**急性胆囊炎診断基準（表3）**にしたがって診断する．また，重症度により治療方針が異なるため，胆囊炎と診断後ただちに**重症度判定基準（表4）**により重症度を判定する．

表3 急性胆囊炎の診断基準

A. 局所の臨床兆候	① Murphy's sign（炎症のある胆囊を検者の手で触知すると，痛みを訴えて，呼吸を完全に行えない状態）
	② 右上腹部の腫瘤触知・自発痛・圧痛
B. 全身の炎症所見	① 発熱
	② CRPの上昇
	③ WBCの上昇
C. 急性胆囊炎の特徴的画像検査所見	① 超音波検査 胆囊腫大（長軸径 > 8 cm，短軸径 > 4 cm），胆囊壁肥厚（> 4 mm），嵌頓胆囊結石，デブリエコー，sonographic Murphy's sign（超音波プローブによる胆囊圧迫による疼痛），胆囊周囲浸出液貯留，胆囊壁 sonolucent layer（hypoechoic layer），不整な多層構造を呈する低エコー帯，ドプラシグナル
	② CT 胆囊壁肥厚，胆囊周囲浸出液貯留，胆囊腫大，胆囊周囲脂肪組織内の線状高吸収域
	③ MRI 胆囊結石，pericholecystic signal，胆囊腫大，胆囊壁肥厚

＜出典：急性胆管炎・胆囊炎診療ガイドライン改訂出版委員会 編，急性胆管炎・胆囊炎治療ガイドライン2013, p.88, 医学図書出版，2013 一部改変＞

表4 急性胆嚢炎の重症度判定基準

軽症	中等症,重症の基準を満たさない場合
中等症	①以下のうち2つ該当する場合 ・WBC＞18,000/mm^3 ・右季肋部の有痛性腫瘤触知 ・症状出現後72時間以上の症状の持続 ・顕著な局所炎症所見(壊疽性胆嚢炎,胆嚢周囲膿瘍,肝膿瘍,胆汁性腹膜炎,気腫性胆嚢炎などを示唆する所見)
重症	急性胆嚢炎のうち,以下のいずれかを伴う場合 ・循環障害(ドパミン≧5μg/kg/min,もしくはノルアドレナリンの使用) ・中枢神経障害(意識障害) ・呼吸機能障害(PaO_2/FiO_2比＜300) ・腎機能障害(乏尿,もしくは,Cr＞2.0 mg/dL) ・肝機能障害(PT-INR＞1.5) ・血液凝固異常(血小板＜10万/mm^3)

＜出典:急性胆管炎・胆嚢炎診療ガイドライン改訂出版委員会 編,急性胆管炎・胆嚢炎治療ガイドライン2013, p.109, 医学図書出版, 2013 一部改変＞

治療

❶ 急性胆管炎

急性胆管炎の基本的初期治療は,原則として入院の上,胆道ドレナージ術の施行を前提として,絶食の上で十分な量の輸液,電解質の補正,抗菌薬投与,鎮痛薬投与を行う.重症化を認める場合は十分な輸液,抗菌薬投与,播種性血管内凝固症候群(DIC)に準じた治療などや呼吸循環管理[注3]とともに緊急に胆道ドレナージを行う必要がある.

Word ▶ DIC
disseminated intravascular coagulation

注3:人工呼吸管理,気管挿管,昇圧剤の使用など.

❷ 急性胆嚢炎

(1) 初期治療

急性胆嚢炎の初期治療としては,手術や緊急ドレナージ術の適応を考慮しながら,原則として入院,絶食の上,**十分な輸液と電解質の補正,鎮痛薬投与,抗菌薬投与**を行う.

(2) 重症化など緊急処置が必要な場合

急性胆嚢炎の重症化,ショック(血圧低下),意識障害,急性呼吸障害,急性腎障害,肝障害,DICのいずれかを認める場合は,十分な輸液,抗菌薬投与,DICに準じた治療や呼吸循環管理[注3]とともに,緊急に胆嚢ドレナージもしくは胆嚢摘出術を行う.

重症,中等症では,基本的に急性胆嚢炎の治療の第一選択は**胆嚢摘出術**である.腹腔鏡下胆嚢摘出術が望ましい.

胆嚢摘出術が安全に施行できない場合,経皮経肝胆嚢ドレナージ(PTGBD),経皮経肝胆嚢穿刺吸引術(PTGBA),内視鏡的経鼻胆嚢ドレナージ(ENGBD)を行う.

Word ▶ PTGBD
percutaneous gallbladder drainage

Word ▶ PTGBA
percutaneous transhepatic gallbladder aspiration

Word ▶ ENGBD
endoscopic nasobiliary gallbladder drainage

治療薬

治療薬としては**抗菌薬**が主となる．急性胆管炎・急性胆嚢炎の重症度に応じた初期治療（エンピリック治療）での抗菌薬が推奨されている（表5）．

Word▶ VRE
バンコマイシン耐性腸球菌
vancomycin resistant enterococci

表5　急性胆管炎，急性胆嚢炎の推奨抗菌薬

抗菌薬の分類	市中感染			医療関連感染[5]
	軽症	中等症	重症[5]	
ペニシリン系抗菌薬	・スルバクタム/アンピシリン[2]＋アミノ配糖体抗菌薬[6]	・タゾバクタム/ピペラシリン		
セファロスポリン系抗菌薬	・セフトリアキソン[1] or セフォタキシム[1] or セファゾリン or セファチアム±メトロニダゾール[4]	・セフトリアキソン or セフォタキシム or セフェピム or セフタジジム or セフゾプラム±メトロニダゾール[4]	・セフェピム or セフタジジム or セフゾプラム±メトロニダゾール[4]	
	・スルバクタム/セフォペラゾン			
	・セフメゾール[1] or フロモキセフ[1]			
カルバペネム系抗菌薬			・イミペネム/シラスタチン or メロペネム or ドリペネム	
モノバクタム系抗菌薬			・アズトレオナム±メトロニダゾール[4]	
ニューキノロン系抗菌薬[3]	・シプロキサシン or レボフロキサシン or パズフロキサシン±メトロニダゾール[4]			
	・モキシフロキサシン			

±：単剤あるいは併用
[1]：施設の感受性パターン（アンチバイオグラム）を参考に薬剤を選択すべきである．
[2]：ほとんどの大腸菌はスルバクタム・アンピシリンに対して耐性であり，SIS-NA/IDSA 2010のガイドラインから除外された．感受性が低い施設で使用する場合には，アミノ配糖体薬との併用を推奨する．
[3]：フルオロキノロン系薬は分離菌が感性である場合かβ-ラクタム薬に対してアレルギーがある場合に推奨する．
[4]：抗嫌気性作用のある薬剤（メトロニダゾール，クリンダマイシン）は胆管空腸吻合が行われている場合に推奨する．カルバペネム系薬，タゾバクタム・ピペラシリン，スルバクタム・アンピシリン，スルバクタム・セフォペラゾン，セフメタゾール，フロモキセフ，クリンダマイシンは嫌気性菌に対する作用がある．ただし，国内でメトロニダゾールの静注薬の代替薬として使用されているクリンダマイシンに対してBacteroides属の耐性が増加している．
[5]：バンコマイシンはGrade Ⅲの市中感染の急性胆管炎・胆嚢炎および医療関連感染において腸球菌感染に対して推奨する．リネゾリドまたはダプトマイシンは医療関連感染においてVREを保菌している場合，バンコマイシンによる治療歴がある場合，もしくは施設・地域においてVREが流行している場合に推奨する．
[6]：アミノ配糖体薬として，ゲンタマイシン，トブラマイシン，アミカシンなどがある．
＜出典：急性胆管炎・胆嚢炎診療ガイドライン改訂出版委員会 編，急性胆管炎・胆嚢炎治療ガイドライン2013，p.123，医学図書出版，2013＞

薬物療法

急性胆管炎，急性胆嚢炎の薬物治療では，可及的速やかに**抗菌薬**を投与する必要がある．抗菌薬療法の目的は，全身の感染症状および局所感染の改善と重篤化の予防にある．

抗菌薬療法を行うにあたっては，まずは起因菌の同定と感受性の判定を行う．起因菌が確定するまでの間，原因菌を予想し薬剤感受性とそれにしたがった抗菌薬スペクトラム，PK-PDに基づいた投与量・投与回数，患者の抗菌薬治療歴，腎機能，肝機能など考慮した初期治療を行う．

　抗菌薬の選択においては，重症度に応じた初期治療として推奨される抗菌薬（表5）を参考に選択する．起炎菌が同定されるまで広い抗菌スペクトルを有し胆汁移行性の良好な抗菌薬を選択し，同定後は感受性に応じて変更する．

　抗菌療法の効果は，**発熱の消失，白血球の正常化，腹部症状の消失**で確認する．

　副作用についてはショック，無顆粒球症，TEN，SJS，急性腎不全，間質性肺炎，肝機能障害，無菌性髄膜炎，PMC，消化器症状，発疹などをモニターする．

> **Word** PK-PD
> 薬物動態学-薬力学
> pharmacokinetics-pharmacodynamics
>
> **Word** TEN
> 中毒性表皮壊死症（ライエル症候群）
> Teoxic epidermal necrolysis
>
> **Word** SJS
> スティーブンス・ジョンソン症候群（皮膚粘膜眼症候群）
> Stevens-Johnson sydrome
>
> **Word** PMC
> 偽膜性大腸炎
> pseudomembranous colitis

服薬指導

❶ 抗菌薬について

- 抗菌薬の投与では過敏症の発症を避けるため十分な問診を行い，治療薬の目的および副作用について説明し，患者の状態を十分にモニターする．

参考文献一覧

胃腸疾患 編

■ Chapter 1
日本消化器病学会 編，胃食道逆流症（GERD）診療ガイドライン 2015（改訂第 2 版），南江堂，2015
日本消化器病学会 編，患者さんと家族のための胃食道逆流症（GERD）ガイドブック，南江堂，2010
高久史麿・尾形悦郎・黒川清・矢崎義雄 監修，新臨床内科学（第 9 版），医学書院，2009

■ Chapter 2
日本消化器病学会 編，消化性潰瘍診療ガイドライン 2015（改訂第 2 版），南江堂，2015
日本消化器病学会 編，患者さんと家族のための消化性潰瘍ガイドブック，南江堂，2010
日本ヘリコバクター学会ガイドライン作成委員会 編，*H. pylori* 感染の診断と治療のガイドライン（2016 改訂版），先端医学社，2016
厚生労働省，重篤副作用疾患別対応マニュアル，消化性潰瘍（胃潰瘍，十二指腸潰瘍，急性胃粘膜病変，NSAIDs 潰瘍）
高久史麿・尾形悦郎・黒川清・矢崎義雄 監修，新臨床内科学（第 9 版），医学書院，2009

■ Chapter 3
日本ヘリコバクター学会ガイドライン作成委員会 編，*H. pylori* 感染の診断と治療のガイドライン（2016 改訂版），先端医学社，2016
日本ヘリコバクター学会 編集委員会 編，ヘリコバクター・ピロリ感染胃炎の診断と治療，日本ヘリコバクター学会誌（supl），2013
日本消化器病学会 編，機能性消化管疾患診療ガイドライン 2014 － 機能性ディスペプシア（FD），南江堂，2014
日本消化器病学会 編，患者さんとご家族のための機能性ディスペプシア（FD）ガイド，日本消化器病学会，2016

■ Chapter 4.1
JIMRO ホームページ，潰瘍性大腸炎治療指針（2016 年 1 月改訂），http://www.jimro.co.jp/ibd/03gakujutsu/4.htm
潰瘍性大腸炎・クローン病診断基準・治療指針　厚生労働科学研補助金，難治性疾患克服研究事業「難治性炎症性腸管障害に関する調査研究」班，潰瘍性大腸炎診断基準案（2010 年 2 月 13 日改訂），平成 22 年度分担研究報告書別冊，平成 23 年 7 月
医療情報科学研究所 編，薬が見える Vol.2，メディックメディア，2015

■ Chapter 4.2
医療情報科学研究所 編，薬が見える Vol.2，メディックメディア，2015
落合慈之 監修，針原康・松橋信行・小西敏郎 編，消化器疾患ビジュアルブック（第 2 版），学研メディカル秀潤社，2014
日本消化器病学会 編，クローン病診療ガイドライン，南江堂，2010
高橋信一 編，効果的に使う！消化器の治療薬〜初期治療から慢性期まで 症状・病因・経過にあわせたベストな処方，p89〜93，羊土社，2012
鈴木班，瘍性大腸炎・クローン病 診断基準・治療指針 厚生労働科学研究費補助金 難治性疾患等政策研究事業，難治性炎症性腸管障害に関する調査研究
医療情報科学研究所，病気が見える Vol.1（第 5 版），メディックメディア，2016

■ Chapter 6
山口徹・北原光夫 監修，今日の治療指針，消化器疾患，p.511-513，医学書院，2015
福井次矢・奈良信雄 編，内科診断学，便秘，p.245-250，p.798-799，医学書院，2008

■ Chapter 7
山口徹・北原光夫 監修，今日の治療指針，消化器疾患，p.511-513，医学書院，2015
福井次矢・奈良信雄 編，内科診断学，下痢，p.251-261，p.797-798，医学書院，2008

■ Chapter 8
山口徹・北原光夫 監修，今日の治療指針，消化器疾患，p.513-515，医学書院，2015
福井次矢・奈良信雄 編，内科診断学，悪心，p.215-220，医学書院，2008
日本癌治療学会 編，制吐薬適正使用ガイドライン2015，第2版，金原出版

■ Chapter 9
日本大腸肛門学会 編，肛門疾患診療ガイドライン，2014，南江堂
山口徹・北原光夫 監修，今日の治療指針，消化器疾患，p.503-505，医学書院，2015
高橋信一 編，消化器診療最新ガイドライン（第2版），消化器疾患，p.123-126，総合医学社，2011
福井次矢・奈良信雄 編，内科診断学，痔核，裂肛，肛門周囲膿瘍，痔瘻，p.812-813，医学書院，2008

■ Chapter 10.1
山口徹・北原光夫 監修，今日の治療指針，消化器疾患，p.497-498，医学書院，2015
高橋信一 編，消化器診療最新ガイドライン（第2版），消化器疾患，p.81-84，総合医学社，2011
竹内慎哉 著，急性虫垂炎の診断，日本外科感染症学会雑誌，12（1）：p.23-29，2015
加藤雅之 著，レジデントノート Vol.13, No.11, p.2046-2050，2011

■ Chapter 10.2
日本ヘリコバクター学会編集委員会 編，ヘリコバクター・ピロリ感染胃炎の診断と治療，日本ヘリコバクター学会誌，2013
日本ヘリコバクター学会ガイドライン作成委員会 編，H. pylori 感染の診断と治療のガイドライン（2016改訂版），先端医学社，2016
日本消化器病学会 編，消化性潰瘍診療ガイドライン2015（改訂第2版），南江堂，2015

■ Chapter 10.3 ～ 10.8
日本感染症学会・日本化学療法学会・JAID/JSC 感染症治療ガイド・ガイドライン作成委員会・腸管感染症ワーキンググループ，JAID/JSC 感染症治療ガイドライン2015 －腸管感染症－，日本化学療法学会雑誌，64：31-65，2016
厚生労働省，一次，二次医療機関のための腸管出血性大腸菌（O157等）感染症治療の手引き（改訂版），平成9年，http://www1.mhlw.go.jp/o-157/manual.html
高久史麿・尾形悦郎・黒川清・矢崎義雄 監修，新臨床内科学（第9版），医学書院，2009
国立感染症研究所感染症疫学センター，感染症発症動向調査週報，病原微生物検出情報 IDWR 感染症の話，http://www.nih.go.jp/niid/ja/iasr/from-idsc.html
厚生労働省食中毒統計調査，食中毒発生状況
厚生労働省，重篤副作用疾患別対応マニュアル，偽膜性大腸炎，平成20年

そのほか，各医薬品添付文書・インタビューフォームなど

肝・胆・膵疾患 編

■ Chapter 1.2
日本肝臓学会 編，B型肝炎治療ガイドライン（第2.2版），日本肝臓学会，2016
山口徹，北原光夫 監修，今日の治療指針，肝・胆・膵疾患，p.519-551，医学書院，2015
高橋信一 編，消化器診療最新ガイドライン（第2版），肝疾患，p.142-177，総合医学社，2011

Chapter 1.3
日本肝臓学会 編，C型肝炎治療ガイドライン（第5.2版），日本肝臓学会，2016
山口徹，北原光夫 監修，今日の治療指針，肝・胆・膵疾患，p.519-551，医学書院，2015
高橋信一 編，消化器診療最新ガイドライン（第2版），肝疾患，p.142-177，総合医学社，2011

Chapter 2
日本肝臓学会 編，B型肝炎治療ガイドライン（第2.2版），日本肝臓学会，2016
日本肝臓学会 編，C型肝炎治療ガイドライン（第5.2版），日本肝臓学会，2016
日本消化器病学会 編，肝硬変診療ガイド2015（改訂第2版），南江堂，2015
山口徹，北原光夫 監修，今日の治療指針，肝・胆・膵疾患，p.519-551，医学書院，2015
高橋信一 編，消化器診療最新ガイドライン（第2版），肝疾患，p.142-177，総合医学社，2011

Chapter 3
山口徹・北原光夫 監修，今日の治療指針，肝・胆・膵疾患，p.519-551，医学書院，2015
高橋信一 編，消化器診療最新ガイドライン（第2版），肝疾患，p.142-177，総合医学社，2011
厚生労働省，重篤副作用疾患別対応マニュアル薬物性肝障害，平成20年4月

Chapter 4
厚生労働省「難治性の肝・胆道疾患に関する調査研究」班，自己免疫性肝炎の診断指針・治療指針，2013
山口徹・北原光夫 監修，今日の治療指針，肝・胆・膵疾患，p.519-551，医学書院，2015
高橋信一 編，消化器診療最新ガイドライン（第2版），肝疾患，p.142-177，総合医学社，2011

Chapter 5
日本肝臓学会 編，NASH・NAFLDの診療ガイド2015，文光堂，2015
山口徹・北原光夫 監修，今日の治療指針，肝・胆・膵疾患，p.519-551，医学書院，2015
高橋信一 編，消化器診療最新ガイドライン（第2版），肝疾患，p.142-177，総合医学社，2011

Chapter 6
日本消化器病学会 編，胆石症診療ガイドライン2016（改訂第2版），南江堂，2016

Chapter 7.1
急性膵炎診療ガイドライン2015改訂出版委員会 編，急性膵炎診療ガイドライン2015，第4版，金原出版，2015
山口徹，北原光夫 監修，今日の治療指針，肝・胆・膵疾患，p.559-566，医学書院，2015
高橋信一 編，消化器診療最新ガイドライン（第2版），胆・膵疾患，p.244-252，総合医学社，2011

Chapter 7.2
日本消化器病学会 編，慢性膵炎診療ガイドライン2015（改訂第2版），南江堂，2015
日本消化器病学会 編，肝硬変の診療ガイド2015（改訂第2版），南江堂，2015
山口徹・北原光夫 監修，今日の治療指針，肝・胆・膵疾患，p.559-566，医学書院，2015
高橋信一 編，消化器診療最新ガイドライン（第2版），胆・膵疾患，p.244-252，総合医学社，2011

Chapter 8.1
急性胆管炎・胆嚢炎診療ガイドライン改訂出版委員会 編，急性胆管炎・胆嚢炎診療ガイドライン2013―TG13新基準掲載―（第2版），医学図書出版，2013
山口徹・北原光夫 監修，今日の治療指針，肝・胆・膵疾患，p.555-556，医学書院，2015
高橋信一 編，消化器診療最新ガイドライン（第2版），胆・膵疾患，p.220-226，総合医学社，2011

そのほか，各種添付文書・インタビューフォームなど

索引

和文

あ

アコチアミド 19
アザセトロン 63
アザチオプリン 25, 149
アジスロマイシン 88
アスナプレビル 121
アダリムマブ 25
アデホビル 112
アプレピタント 63
アミノレバンEN 138
アモキシシリン 75, 79, 88
アルコール 165
アルブミン製剤 139
アレルギー性肝障害 141
アンジオテンシンⅡ受容体拮抗薬 139
アンピシリン 75

い

イオウ 71
胃食道逆流症 2
イソロイシン/ロイシン/バリン 133
イトプリド 63
イミペネム 169
インジセトロン 63
インスリン 175
インスリン抵抗性改善薬 155
インターフェロン 110
インターフェロンα 110
インターフェロンβ 110
インフリキシマブ 25
インフルエンザ様症状 111

う

ウイルス化学的著効 121
ウイルス性腸炎 94
ウリナスタチン 168
ウルソデオキシコール酸 133
ウレアーゼ活性 10

運動亢進性下痢 53

え

栄養療法 138
壊疽性虫垂炎 74
エソメプラゾール 5, 12, 80
エラスターゼ 166, 175
エルバスビル 123
エルバスビル/グラゾプレビル 127
エンシュア 138
炎症性腸疾患 22
エンテカビル 112
エンドトキシン 180

お

嘔吐 60
悪心 60
オフロキサシン 169
オムビタスビル 120
オムビタスビル/パリタプレビル/リトナビル 124, 128
オメプラゾール 5, 12
オンダンセトロン 63
オンデマンド療法 7

か

外痔核 67, 68
改訂ロサンゼルス分類 3
潰瘍性大腸炎 22
化学受容器引金帯 60
核酸アナログ製剤 111, 119
カタル性虫垂炎 74
過敏性腸症候群 39
ガベキサート 168
カモスタット 175
肝移植 148
肝炎 104
肝硬変 131
肝硬変栄養療法 138
肝細胞壊死 131
肝障害を起こしやすい薬物 144
肝性脳症 139
肝内胆石症 159

肝庇護療法 137
カンピロバクター腸炎 88
漢方薬 6, 21, 49, 56

き

器質性便秘 45
機能性消化管障害 39
機能性ディスペプシア 17
機能性便秘 45
偽膜性大腸炎 96
急性胃炎 17
急性膵炎 165
急性胆管炎 179
急性胆道炎 179
急性胆囊炎 179
急性虫垂炎 74
強力ネオミノファーゲンシー 146
緊急ドレナージ術 183
菌交代現象 99

く

グラゾプレビル 121
グラニセトロン 63
クラリスロマイシン 12, 79, 88
グリコペプチド系抗菌薬 100
グリセリン 49
グリチルリチン酸 133
クリンダマイシン 75
クロライドチャネルアクチベーター 48

け

経口補水塩製剤 85, 88, 92, 94, 100
痙攣性便秘 45
血液浄化療法 170
血球成分除去療法 31
血沈 147
ゲノタイプ1型 120, 121, 125
ゲノタイプ1b型 121
ゲノタイプ2型 120, 123
下痢 52
下痢型IBS 42

こ

抗アルドステロン薬　139
抗ガストリン薬　13
硬化療法　69
抗菌薬膵局所動注療法　170
抗菌薬
　37, 57, 75, 79, 88, 91, 94, 97, 100
抗酸化薬　155
コリンエステラーゼ阻害薬　19
コレステロール胆石　158
コレラ　93
コレラ毒素産生性コレラ菌　93
混合型IBS　43

さ

細菌性食中毒　87
細菌性赤痢　90
催吐性リスク別　64
サラゾスルファピリジン　25, 36
サルモネラ腸炎　88
酸分泌抑制薬　6, 12, 19

し

痔　67
痔核　67
志賀毒素　83, 90
弛緩性便秘　45
敷石像　34
色素胆石　158
シクロオキシゲナーゼ　10
シクロスポリン　26
刺激性下剤　47
痔肛　67
自己免疫性肝炎　147
止瀉薬　40, 54
次硝酸ビスマス　54
シスプラチン　64
シプロフロキサシン　75, 89, 91, 169
次没食子酸ビスマス　70
シメチジン　13
シメプレビル　121
シメプレビル/Peg-IFN/リバビリン
　127
縦走潰瘍　34
酒石酸水素カリウム　71
消化管運動機能改善薬　6, 19
消化管出血　138

消化管用吸着薬　55
消化吸収障害　172
消化酵素薬　175
消化性潰瘍　9
症候性便秘　45
小柴胡湯　108
小腸刺激性下剤　47
静脈血管叢エキス　71
食道静脈瘤　139
食中毒　87
食道裂孔ヘルニア　2
痔瘻　68
滲出性下痢　53
浸潤性下剤　47
迅速ウレアーゼ試験　11, 78
浸透圧性下剤　47
浸透圧性下痢　53

す

膵酵素　166
膵性糖尿病　176
膵内外分泌不全　172
スクラルファート　14
スティーブンス・ジョンソン症候群
　76
ステロイドパルス療法　149
スピロノラクトン　134
スルバクタム　75
スルバクタム/セフォペラゾン　169

せ

生活習慣の改善　175
制酸薬　6, 13, 19
整腸薬　41, 47, 49, 55, 85
制吐薬　61
赤痢菌　90
セフタジジム　75
セフトリアキソン　97
セロコンバージョン　107
選択的NK_1受容体拮抗薬　63
選択的消化管除菌　170
選択的ムスカリン受容体拮抗薬
　13, 19
センナ　47, 71

そ

造影CTグレード　167
総胆管胆石症　159

ソホスブビル　123
ソホスブビル/レジパスビル　125

た

ダイオウ　49
代謝性肝障害　141
代償期　132
代償性肝硬変　133, 135
耐性乳酸菌　55
大腸刺激性下剤　47
ダクラタスビル　121
ダクラタスビル/アスナプレビル
　127
多臓器不全　170
タゾバクタム　75
胆管炎　179
炭酸水素ナトリウム　49
単純性脂肪肝　153
胆石　165
胆石症　158
胆道感染　180
胆道閉塞　180
タンニン酸アルブミン　54
胆嚢炎　179
胆嚢胆石症　159
胆嚢摘出術　183
タンパク分解酵素阻害薬　168, 170

ち

窒素出納　133
チフス菌　96
中枢性嘔吐　61
中枢性ドパミンD_2受容体拮抗薬　63
中毒性肝障害　141
中毒性表皮壊死症　76
腸管運動抑制薬　84
腸管凝集性大腸菌　83
腸管出血性大腸菌　83
腸管侵入性大腸菌　83
腸管毒素原性大腸菌　83
腸管病原性大腸菌　83
腸チフス　96
直接作用型抗ウイルス薬　120
直腸性便秘　45
ツルゴール　93

て

テネスムス　90

テノホビル 112
テラプレビル 120
天然ケイ酸アルミニウム 55

と

特異体質性肝障害 141
トコフェロール酢酸エステル 71
トコフェロールニコチン酸エステル 155
トリベノシド 70
トリメブチン 40
呑酸 2
ドンペリドン 62

な

内痔核 67
ナファモスタット 169
難吸収性抗菌薬 139

に

ニッシェ 10
乳酸菌製剤 42, 85
乳酸リンゲル液 94
乳糖分解酵素薬 56
ニューキノロン系抗菌薬 57, 85, 89, 91, 94, 97
尿素呼気試験 11, 18, 78
尿中アミラーゼ 166

ね

粘血便 22, 40, 90
粘膜攻撃因子 9
粘膜防御因子 9

の

膿瘍 34

は

バソプレシン 139
パラチフス 96
パラチフスA菌 96
パラフレボン 71
パリタプレビル 124
バレット粘膜 2
パロノセトロン 63
パンクレアチン 175
バンコマイシン 99
瘢痕性組織修復 131

ひ

非アルコール性脂肪性肝炎 153
非アルコール性脂肪性肝疾患 153
ピオグリタゾン 155
ビサコジル 49
非除菌潰瘍治療 16
ヒスタミンH_1受容体拮抗薬 63
ヒスタミンH_2受容体拮抗薬 169
非ステロイド性抗炎症薬 9
非代償期 132
非代償性肝硬変 135
非びらん性GRED 2
ビフィズス菌製剤 49
ピペラシリン 75
病原性大腸菌感染症 83
びらん 9
びらん性GERD 2
ピレンゼピン 13
非連続性 33

ふ

フェノール注射液 71
副腎皮質ステロイド薬 70
腹水 132, 139
腹水穿刺 139
ブチルスコポラミン 41, 175
腹腔鏡下胆嚢摘出術 183
ブプレノルフィン 168
プレドニゾロン 25, 149
プログルミド 13
プロスタグランジン製剤 14
フロセミド 134
プロトロンビン時間 142
プロトンポンプ阻害薬 4, 12, 139
フロプロピオン 175
ブロメライン 71
分岐鎖アミノ酸 133
分泌性下痢 53

へ

ペグインターフェロンα-2a 110
ベタメタゾン 25
ヘパンED 138
ヘリコバクター・ピロリ 9, 78
ヘリコバクター・ピロリ感染症 78
ベリチーム 175
ベルベリン 54

ベロ毒素 83
ペンタゾシン 168
便秘 45
便秘型IBS 43

ほ

蜂窩織炎性虫垂炎 74
防御因子増強薬 14
膨張性下剤 47
ホスアプレピタントメグルミン 62
ホスホマイシン 85
ボノプラザン 4
ポリカルボフィルカルシウム 40
ポリドカノール 139

ま

末梢性嘔吐 61
末梢性ドパミンD_2受容体拮抗薬 63
麻薬 56
麻薬拮抗性鎮痛薬 168
慢性胃炎 17
慢性膵炎 172

み

ミソプロストール 14

む

無水リン酸二水素ナトリウム 49
胸やけ 2

め

メサラジン 24, 37
メチルプレドニゾロン 149
メトクロプラミド 63
メトロニダゾール 12, 36, 79, 100
メリロート 71
メロペネム 169

も

モノエタノールアミン 134, 139
モルヒネ 56

や

薬剤性肝障害（副作用）重症度分類 144
薬剤性肝障害 141

よ

溶血性尿毒症症候群　83

ら

酪酸菌　41, 49, 55, 85
ラクツロース　134
ラクトミン　41, 55, 85
ラフチジン　12
ラミブジン　109, 111
ラモセトロン　41, 63

り

リトナビル　124
リバビリン　119

る

ルビプロストン　48
ループ利尿薬　139

れ

レジパスビル　123
レボフロキサシン　57, 89, 91, 94

ろ

瘻孔　34
六君子湯　7, 21
ロペラミド　40, 54, 84

数字・欧文

1次除菌療法　80
15員環マクロライド系抗菌薬　91
2次除菌療法　80
24時間食道pHモニタリング　3
3類感染症　84, 91
5-ASA　24
5-HT_3受容体拮抗薬　63
5-HT_4受容体作動薬　63
6-MP　25, 148
6-メルカプトプリン　25, 149

acute appendicitis　74
acute gastritis　17
acute pancreatitis　165
ADF　112
AIH　147
ALTA　69, 71
AMPC　79
ARB　139
autoimmune hepatitis　147
AZM　91
A型肝炎　105
A型肝炎ウイルス　105

B型急性肝炎　108
B型肝炎ウイルス　107
B型肝炎　107
B型劇症肝炎　115
B型慢性肝炎　106

C. difficile　99
CAM　79
Charcot3徴　180
CHDF　170
Child-Pugh分類　132
cholelithiasis　158
cholera　93
chronic pancreatitis　172
constipation　45
COX-1　10
COX-2　10
CT　93
CTZ　60
CYP2C19　4
CYP3A4　5
C型肝炎　117
C型肝炎ウイルス　117
C型急性肝炎　118
C型慢性肝炎　118

DDW-J2004薬物性肝障害ワークショップのスコアリング　143
diarrhea　52
drug-induced hepatic injury　141

EAEC　83
EHEC　83
EIEC　83
EPEC　83
ETEC　83
ETV　112

FD　17
FGID　39

Fischer比　133
functional dyspepsia　17
functional gastrointestinal disorder　39

gastroesophageal reflux disease　2
GERD　2
――の補助的診断法　3
Goligher分類　68

H.pylori　10, 78
*H.pylori*感染　9
*H.pylori*感染胃炎　17
H_2受容体拮抗薬　5, 12, 19, 139
HA　105
HAV　105
HAワクチン　105
HBc抗原　107
Hbe抗原　107
HBs抗原　107
HBV　107
HCV　117
Helicobacter pylori　78
hepatitis B　107
hepatitis B virus　107
hepatitis C　117
hepatitis C virus　117
hepatits A　105
hepatits A virus　105
HUS　83

IBD　22
IBS　39
IFN-α　110
IFN-β　110
IFN単独療法　128
IgM型HBc抗体　107
inflammatory bowel disease　22
irritable bowel syndrome　39

LAM　109
LES　2
liver cirrhosis　131

MNZ　79, 100

NAFLD　153
NASH　153

nausea　60
nonalcoholic fatty liver disease　153
NS3/4A プロテアーゼ阻害薬　120
NS5A 複製複合体阻害薬　121
NS5B プロテアーゼ阻害薬　121
NSAIDs　9, 175
NSAIDs 潰瘍　10

OBV/PTV/r　124, 126

Peg-IFN（IFN）少量長期投与　126
Peg-IFN-α-2a　110
Peg-IFN-α-2b　118
Peg-IFN 単独療法　119, 128
Peg-IFN/リバビリン併用療法　128

peptic ulcer　9
PMC　99
PPARγアゴニスト　155
PPI テスト　3

Reynolds 5 徴　180
ROME Ⅲ診断　40

S. Paratyphi A　96
S. Typhi　96
SASP　25, 37
SDD　170
shigellosis　90
SOF/LDV　123, 125
SVR 率　121

TDF　112
TTT 値　103

UC　22
UDCA　133
ulcerative colitis　22

VCM　99
vomiting　60

β-ガラクトシダーゼ　56
β 受容体遮断薬　139

〈監修者・編者略歴〉

厚田幸一郎（あつだ　こういちろう）
1979年　北里大学薬学部卒業
1981年　北里大学大学院薬学研究科修士課程修了
現　在　北里大学薬学部薬物治療学Ⅰ教授，北里大学病院薬剤部長
　　　　医学博士

伊東　明彦（いとう　あきひこ）
1978年　星薬科大学卒業
現　在　明治薬科大学臨床薬学部門治療評価学研究室教授
　　　　薬学博士

山元　俊憲（やまもと　としのり）
1972年　昭和大学薬学部卒業
1974年　昭和大学大学院薬学研究科修士課程修了
1977年　昭和大学大学院薬学研究科博士課程単位取得退学
現　在　昭和大学名誉教授
　　　　薬学博士

前田　定秋（まえだ　さだあき）
1976年　大阪大学薬学部卒業
1978年　大阪大学大学院薬学研究科修士課程修了
1980年　大阪大学大学院薬学研究科博士課程単位取得退学
現　在　摂南大学薬学部薬物治療学研究室教授
　　　　薬学博士

- 本書の内容に関する質問は，オーム社書籍編集局「（書名を明記）」係宛に，書状またはFAX（03-3293-2824），E-mail（shoseki@ohmsha.co.jp）にてお願いします．お受けできる質問は本書で紹介した内容に限らせていただきます．なお，電話での質問にはお答えできませんので，あらかじめご了承ください．
- 万一，落丁・乱丁の場合は，送料当社負担でお取替えいたします．当社販売課宛にお送りください．
- 本書の一部の複写複製を希望される場合は，本書扉裏を参照してください．

JCOPY ＜（社）出版者著作権管理機構　委託出版物＞

病気と薬物療法
消化器疾患

平成29年3月25日　　第1版第1刷発行

監　　修　厚田幸一郎
編　　者　伊東明彦・前田定秋・山元俊憲
発行者　　村上和夫
発行所　　株式会社　オーム社
　　　　　郵便番号　101-8460
　　　　　東京都千代田区神田錦町3-1
　　　　　電話　03(3233)0641（代表）
　　　　　URL　http://www.ohmsha.co.jp/

© 伊東明彦・前田定秋・山元俊憲 2017

組版　新生社　印刷・製本　三美印刷
ISBN978-4-274-21975-7　Printed in Japan

関連書籍のご案内

創薬科学入門 — 薬はどのようにつくられる?

久能 祐子 監修／佐藤 健太郎 著　A5判・208頁・定価（本体2000円【税別】）

創薬のしくみと広がりが楽しく学べる！

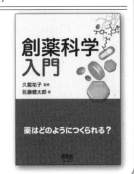

主要目次

- はじめに
- 第1章　医薬とは何か
- 第2章　医薬が世に出るまで
- 第3章　医薬のベストバランス
- 第4章　創薬を支える新技術
- 第5章　天然物からの創薬
- 第6章　プロセス化学
- 第7章　抗体医薬とゲノム創薬
- 第8章　抗生物質と抗ウイルス剤
- 第9章　高血圧治療薬
- 第10章　高脂血症治療薬
- 第11章　変容する抗がん剤の科学
- 第12章　糖尿病治療へのさまざまなアプローチ
- 第13章　精神病治療薬
- 第14章　鎮痛剤
- 第15章　新薬開発への挑戦

メディカルマスター 解剖学

佐藤 達夫 監修／大谷 修 著
A5判・386頁・定価（本体2400円【税別】）

わかりやすい解剖学の新しいテキスト！

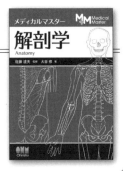

主要目次

- 第1章　人体の基本構造
- 第2章　骨格系
- 第3章　骨格筋系
- 第4章　循環器系
- 第5章　神経系
- 第6章　呼吸器系
- 第7章　消化器系
- 第8章　泌尿生殖器系
- 第9章　感覚器系
- 第10章　内分泌系
- 第11章　免疫系

スポーツにおける薬物治療
処方と服薬指導

日本臨床スポーツ医学会 学術委員会　編／北海道大学病院 薬剤部　編集協力
B5判・360頁・定価（本体4900円【税別】）

**薬を飲みながらスポーツを行う方への
処方・服薬指導のポイントをわかりやすく解説！**

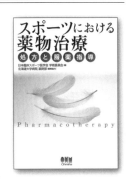

主要目次

1編　スポーツと薬
- 1章　スポーツが薬物動態に与える影響
- 2章　スポーツにおけるドーピング
- 3章　サプリメントの捉え方

2編　主な疾患治療薬
- 1章　感染症
- 2章　循環器疾患
- 3章　呼吸器疾患
- 4章　内分泌疾患
- 5章　代謝疾患
- 6章　血液疾患
- 7章　消化器疾患
- 8章　腎疾患
- 9章　アレルギー疾患・膠原病
- 10章　神経・筋疾患
- 11章　精神疾患
- 12章　環境因子による疾患
- 13章　整形外科疾患
- 14章　皮膚科疾患
- 15章　婦人科疾患
- 16章　眼科疾患
- 17章　耳鼻咽喉科疾患
- 18章　歯科・口腔外科疾患
- 19章　腫瘍性疾患

もっと詳しい情報をお届けできます．
◎書店に商品がない場合または直接ご注文の場合も右記宛にご連絡ください．

ホームページ　http://www.ohmsha.co.jp/
TEL/FAX　TEL.03-3233-0643　FAX.03-3233-3440

（定価は変更される場合があります）